李宗恩 著

養兒育女必備 中醫知識

經方名醫為父母釋疑，讓孩子健康成長

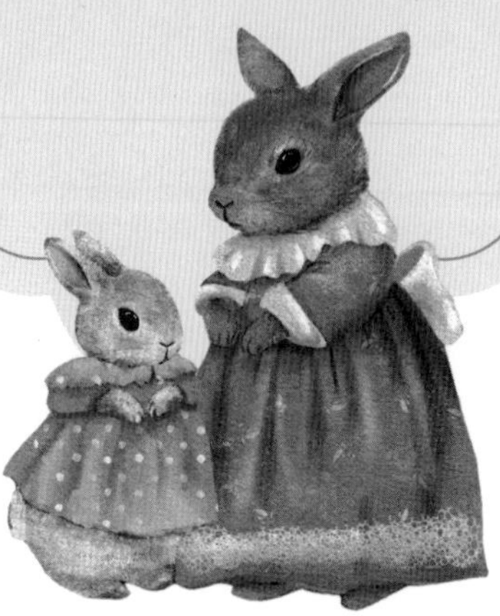

c o n t e n t s

contents

第二部　外力與其他因素影響

第三部　父母必須知道的眞相

c o n t e n t s

第四部 養兒育女的眞諦

〈推薦序〉

爲家庭帶來更多幸福與平衡的好書

張德齡

在這個時代，斜槓非常普遍，但很難想像從科技轉金融，再到中醫。尤其在矽谷，像李醫師這樣經歷的，實在太稀有了。

第一次見到李醫師，大約是十多年前，一個北加州科技協會舉辦的餐會，當時他應該還是「實習醫生」。他非常健談，興趣也挺廣泛，但令我印象深刻的是，當談起自己如何走上中醫的心路歷程，能看到他眼中泛起的光，也感受到他對中醫的熱情。

李醫師是不折不扣的學霸，一路保送高中、臺大物理，後來到美國取得史丹佛電機工程博士，又是加大柏克萊分校的ＭＢＡ。同時擁有科技背景和商業的學經歷，一出社會便無往不利，也做了好幾年投資工作。後來因爲父親罹患肝癌，在陪伴父親走完人生最後旅程的過程中，李醫師體悟到西醫的不足，因緣際會拜師倪海廈，開啓了他的中醫之路。

過去我們都以爲中醫好像不夠科學，李醫師卻說，「我學中醫的時候，精讀倪海廈老師的五本經典，發現中醫思維過程和物理學很像，皆由原則和定律出發再進行邏輯推演，原來過去的訓練與累積不曾白費。」

李醫師認爲，中醫其實比西醫更爲科學。在前一本著作《當張仲景遇上史丹佛》中，他引導現代人重新認識中醫的智慧，破除許多對中醫的誤解與迷思。

而這本《養兒育女必備中醫知識》，應該算是一本育兒大全，集結家長平常會遇到的所有孩子相關健康問題，從感冒、過敏、食欲、長高、過動、不專心等等，甚至到青春期的叛逆，中醫都有解方。對家有青少年的爸媽來說，簡直就是一大福音！

如何治叛逆呢？李醫師認爲，從中醫的角度來看，人的生理和心理息息相關，相互誘發和影響。當人的行爲猶豫不決、拖拖拉拉，其實從肝、心、脾、肺、腎的狀況就可看出徵兆。因此如果肝臟健康一點，青少年的焦慮、脾氣就會轉好，與大人之間的緊張也可減緩。

李醫師也觀察到，有時問題也未必出在孩子身上，許多父母的身體出現狀況，造成情緒不穩，也會導致青少年的焦慮和壓力。他在書中建議，很多情緒上的問題和身體都有關係，可以找合格的中醫師來檢查，再來討論和孩子的關係，可能會有意想不到的效果。

這本書除了關心孩子的身心健康，另一大特色是李醫師也分享他的教養觀。做父母沒有什麼教科書可以參閱，每個小孩的個性、習性都不同，每個父母都是邊做邊學，沒有標準答案。但李醫師掌握了一個非常重要的教養原則，就是陪伴。他從小帶著兒子參與各種活動，建立良好的互動，這樣的關係也正如書中所說，是一輩子眞誠的感情和最親近的人生隊友。

健康是全方位的，包括身體、心靈、正向的關係與情感。期待透過這本書，爲家庭帶來更多的幸福與平衡。

（本文作者爲《未來Family》總編輯）

〈前言〉

以中醫全方位守護孩子的身心健康

每個做父母的在迎接新生命時，都想給孩子最好的，用最符合天然的方式來養育他，而不會想拿一堆瓶瓶罐罐的化學藥劑來餵食他。歷經人生各種經歷的祖父母，也想把代代實證的知識傳給子女，希望子女在養育孫兒孫女時，能從古老智慧中找到答案及捷徑，不要犯了他們曾經犯的錯誤。

從事臨床醫學多年來，一直不斷有病人及家屬希望我教導他們中醫養育兒女的知識。這幾年在網路上寫了一系列和養兒育女有關的中醫文章，受到許多讀者喜愛，也得到了很多反饋。讀者希望我能將文章整理出書，讓他們可以把令自己受惠的知識轉給親朋好友。而為了出版成書，我也重新校對及修改，同時增加了許多內容，讓已經閱讀過網上文章的讀者，也可以有新的斬獲與啓發。

《養兒育女必備中醫知識》是以父母養育小孩的角度來看事情，提出一些過程中較常遇到的狀況，譬如感冒、發燒、睡眠、食欲、視力、牙齒、過動、不能專心、脾氣大、過胖、過瘦、長不高、氣喘、過敏、功課壓力、憂鬱、拉肚子、便秘、青春期、月經、運動傷害等等，另外也討論一些父母可能遇到的疑問，譬如打疫苗、維他命、乳製品等等。

我也想趁這個機會，加入一些和父母教養方式及親子互動有關的章節，畢竟臨床上看到很多眞實家庭案例。而中醫本身就認爲生理影響心理、心理影響生理，臨床治病，病人及四周人的心理、生活環境、行爲模式都是醫生得考慮的範圍。雖然我不是兒童教育學家，也不打算裝成那方面的專家，但有兩個理由讓我想分享個人的經驗，相信能讓許多人得到啓發與受益。

第一，我在臨床看診上幫助過很多兒童及青少年，了解他們身體及心理上的問題，也仔細探索過父母是如何教導他們的。我覺得小孩子很多的問題是父母造成的，而對於孩子的身心問題，最好的良藥是「父母改變自己的行爲及教導方式」。

第二，很多華人父母有錯誤的期待，虎媽鷹爸把孩子送進知名大學就以爲成功了事，孩子卻迷惘失落了，不知道自己的人生在追求什麼。我自己在求學成長的過程裡，承受了所謂「資賦優異」的強大壓力，在臺大、史丹佛、柏克萊等名校走了一圈，很能理解這其中的酸甜苦辣。加上我個人的學經歷比較特殊，理工商醫繞了一圈，從高科技、投資管理，到臨床醫學，遇到過很多不同的人事物。因此，許多年輕人喜歡和我聊天，也告訴我他們在求學及工作上遇到的問題，讓我從他們眼裡看到年輕人的世界。

好了，言歸正傳，接下來將從感冒開始談起，我們會花比較多的篇幅來討論感冒。一方面，感冒是最常遇到的健康問題，另一方面，我們藉由感冒來介紹中醫的一些基本觀念，讓讀者從陌生到熟悉，這樣面對孩子的健康問題就不再那麼緊張！至於一些中醫的名詞用語及稍微深入一點的討論，看了有個概念就行，不用擔心理解不清。有了好的開頭及興趣，自然會有機緣進一步了解中醫。此外，書中不同的段落會重複提到相同的基本知識，除了加強印象外，也方便讀者直接查閱特定主題，不需要回去翻閱前面的章節。

準備好了嗎？我們開始了。

編輯體例說明

本書提到的藥方及穴位，會在提及時，於文中分別以米字號（＊）或星號（★）標出來。有興趣的讀者可翻到書末的附錄單元，查詢各藥方的成分，以及穴位的簡單說明和圖示。

第一部

來自身體的訊息

第一章 感冒

小孩子感冒，大概是父母最常遇到的問題。身體好的小朋友，一年小感冒一、兩次；身體不好的，只要班上同學有一個人感冒，他一定也跟著感冒，要不然他就是帶頭感冒的那一個，而一感冒就稀里嘩啦，大病一場，或者說他感冒從來沒好過也不是太誇張。

早年在臺灣及大陸都流行過所謂的「神醫」，小孩子感冒，只要帶到神醫那裡打根針、吃點西藥，幾天內就立刻好了。奇怪的是，這些小孩子好了沒兩、三週又感冒了。既然上次看神醫「有效」，這次當然馬上再帶到神醫那裡，成爲神醫的忠實病人，每幾個星期必來報到一次。直到多年過去，這些所謂的「神醫」才被人掀出來，原來是使用非常強的抗生素，甚至使用類固醇藥物，把感冒症狀很快地壓下來，卻讓小孩子身體越來越差，不但還是常常感冒，長大後還比其他人更容易得到各種奇奇怪怪的病。

現在情況好很多，越來越多的家長意識到小孩子感冒時，不應該服用一般感冒常用的西藥。就連美國食品藥物管理局都警告，小孩子感冒盡可能不要服用感冒或咳嗽的西藥。美國許多州規定，兩歲以下不准使用如泰諾（Tylenol）等含有乙醯胺酚（acetaminophen）或其他成分的西藥，有些州甚至不准六歲以下的兒童服用。這個道理很簡單，感冒是病毒引起的，抗生素藥物無法抵抗感冒病毒，也就是說，西藥無法治療感冒。

那麼，市場上那些「感冒藥」的作用是什麼？

一般感冒常用的西藥，不在於殺死感冒病毒，而是減輕病人不舒服的感覺，譬如止痛成分可以減輕病人頭痛、安眠成分可以讓病人比較能入睡等等。所以，病人服用了這些感冒藥物，可能會覺得好一些，可以回去上學或上班。然而，這樣的藥物有兩個問題，第一是會讓感冒拖得更久。一般的感冒只要多休息，一週左右會自己好，服用這些減輕症狀的感冒藥，反而會拖到兩週以上。第二是這些西藥有不少副作用，常常服用會對身體造成嚴重的破壞。在英國，感冒藥泰諾是導致嚴重肝臟衰竭而需要換肝的主要原因之一。爲了暫時緩解感冒時的不舒服，讓感冒拖更久，又傷到身體，實在不划算！

可是，做父母的看到自己小孩感冒發燒、流鼻水、咳嗽、頭痛，實在不忍心，很想幫孩子減輕痛苦，那該怎麼辦？其實，感冒是有辦法解決的，那就是我們老祖宗傳下來的中醫！不過，在討論中醫治療感冒前，得先解釋一下許多人心中的疑問。

中醫不以「對抗」爲依據，而是以「平衡」爲主旨

首先，有些爸爸媽媽會說：「有啊，我們有帶小孩子去給中醫看感冒，可是沒有效果！」爲什麼中醫看診、服用中藥的效果不佳？這和近百年來中醫的混亂有關。從民國初年五四運動的全面西化、中國大陸文化大革命的去除舊文化，到現在所謂的「中西醫結合」，都把中醫拉到了面目全非的地步，忽略了正統中醫的生理病理學，沒有了辨證論治的思維，而以中藥材裡有什麼化學成分爲主導，甚至有所謂的「廢中醫存中藥」的說法！

這個現象在中國大陸很明顯。中國大陸流行感冒時服用「板藍根感冒沖劑」，因爲一般認爲板藍根這味中藥材能「清熱解毒」，有消炎的化學成分。然而，這樣的做

法，和感冒時到西藥房買泰諾的思維沒有什麼差別。另外，板藍根藥性寒涼，往往看起來減輕感冒症狀，卻反而讓感冒更往身體內部「傳病」。反倒是日本流傳的「東洋醫學」比較接近正統中醫，很多從日本到矽谷的工程師告訴我，日本的便利商店會在入口明顯處擺放鋁箔包的漢方中醫「桂枝湯」「葛根湯」「小柴胡湯」等中藥方劑，旁邊會詳細解釋每一種中藥方劑適用於各種不同的感冒症狀，消費者可以依據自己的症狀來選購適合的中藥方劑。那裡不會賣中國大陸流行的「板藍根感冒沖劑」，而泰諾等感冒西藥則是擺在便利商店最後面不明顯的位置，因爲很多日本人都已經知道那些感冒西藥沒什麼用又傷害身體。

其次，有些爸爸媽媽會問：「既然沒有化學成分可以殺死感冒病毒，那麼中醫如何能治療感冒？」中醫和西醫根本的差別就在於「殺死」這兩個字。西醫爲「對抗醫學」，有什麼外來的入侵物或體內什麼細胞變壞，就以殺死這些「異類」爲主旨。中醫不以「對抗」爲依據，而是以「平衡」爲主旨，身體哪裡失去了平衡，只要能回到平衡點，病症就會消失，入侵物便無法造成問題。

中醫治療感冒，最基礎的第一步，主要是中醫裡「汗、吐、下」等方法中的「汗法」。這個「汗法」在西醫一直得不到解釋，然而，越來越多的醫學研究開始意識到

「汗法」的重要性。譬如，有醫學研究想了解如何減低癌症風險，他們猜想奧運選手平時非常重視身體健康，每天運動不在話下，飲食營養、起居作息都特別小心謹慎，那麼這些奧運選手是不是比較少得癌症？研究結果顯示，除了馬拉松長跑選手以外，其他運動員得到癌症的比例和一般人沒有差別。那爲什麼馬拉松長跑選手得癌症的比例比較低呢？研究結果認爲，馬拉松選手長時間均勻地出微汗，他們汗液中的有毒成分是一般人汗液的好幾倍；也就是說，馬拉松選手「有系統、有節制」地出汗，把身體內部許多有毒物質排放出來，使他們得癌症的比例較一般人低！這就好像老祖母說小孩子感冒，捂幾床被子出汗就會好。「捂被子出汗」有其道理，不過有時可能「病汗」沒流盡，好的津液卻流失過多，反而出問題。

當然，正統中醫治療感冒，不只是使用某幾種中藥來發發汗那麼簡單，反倒是非常講究細節，不同的症狀代表身體內部不同的失衡，得用不同的方法來發汗、來治療。特別是每個人每次感冒的原因和嚴重程度可以很不一樣，可以因寒而感冒，可以因熱而感冒，可以寒入裡化熱，甚至可以很快變成西醫所謂的肺炎等等，最好還是去找中醫師看診治療比較妥當。不過，還是有些基本的準則可以教給爸爸媽媽，至少和中醫師討論起來比較有些概念。

父母應該知道的中醫基本小常識

首先介紹三個中醫基本小常識：**「脈浮」「舌苔白還是黃」「流汗與否」**。

很多人覺得中醫的脈診玄之又玄，一方面好像很難搞懂，另一方面好像脈診神奇到病人身體內從生下來到現在發生過的所有事情都知道。其實並非如此。中醫講求「望、聞、問、切」四診合參，「切」包括脈診、腹診、按壓穴道等等，所以，脈診很重要，但絕非代表一切。坊間有些中醫號稱把脈很厲害，甚至連在媽媽肚子裡被臍帶纏住脖子都可以把出來，是不是眞的？我不知道，但我關心的是病有沒有治好。很多中醫把脈時可以講得頭頭是道，到頭來病還是沒有治好。

「脈浮」通常代表病在表面。人體表面就像一個國家的邊界，外面的敵人攻打過來時，會先在邊界想辦法把敵人擋下來。所以，快要感冒或剛剛感冒時，人的脈是浮在皮膚表面的，而有沒有「脈浮」，很容易分辨出來。先找到孩子兩隻手腕下方把脈的位置，如果不知道在哪裡，可以上網查閱「寸口脈」的位置。不需要很精準，手指稍稍用點力找到小朋友脈的位置，把手指放開，然後再輕輕地接觸剛才找到的脈的位置。如果手指很輕地碰到小朋友皮膚就感覺到脈在跳動，那就是「脈浮」；如果還是得用些力按下去才感覺得到脈在跳動，那就是沒有「脈浮」。當然，這只是個粗淺的概念，但對許多父母而言，這樣就夠了。

「舌苔白還是黃」倒是一個很簡單的概念。在白色燈光下，叫小朋友把舌頭伸出來，看看舌苔是偏白還是偏黃。如果好像有些白又好像有些黃，那就算黃，因爲正常人舌苔很薄又有一些些白，所以你看一眼不確定是白，就可以算是很輕微的黃。那沒有舌苔怎麼辦？在感冒的基本範疇下，如果沒有舌苔，而舌頭上水水的，可以當作「舌苔白」來參考；假如舌頭很乾，就當作「舌苔黃」來參考。

「流汗與否」就更簡單了。小孩子感冒時，我們通常以**背部**有沒有出汗爲判斷依據。如果明顯看得出流汗，那算是「汗多」的情況；假如看不太出來流汗與否，但是用手摸孩子的背部覺得有些濕，那叫作微汗；如果連摸起來都不覺得有流汗，那就是「無汗」。

有了「脈浮」「舌苔白還是黃」「流汗與否」三個基本工具後，我們可以針對感冒繼續往下深入。

感冒的發展過程，以及相應的中醫解決方案

首先，怎麼知道孩子有沒有感冒？小孩子快要感冒，或者剛剛感冒的時候，沒有什麼症狀，有時甚至還活蹦亂跳，只是做父母的直覺上覺得孩子怪怪的，做功課時有些不耐煩，不知道是孩子心裡有事煩躁，還是身體不舒服。很簡單，要孩子把雙手伸出來，檢查一下有沒有「脈浮」，如果有，代表已經感冒了。這時不一定需要服用中藥，通常多休息、早點睡就會好。當然，這個時候要避免吃冰淇淋、冷飲、生冷的食物，也不要過度運動、在外面吹風等等。另外要記住，把脈時得兩隻手都把，很多時候會一隻手脈浮，另一隻手脈不浮。通常右邊主「氣」，左邊主「血」，兩者的沉浮有不一樣的意義，而右手把脈中間的位置，亦即中醫所謂的「關脈」，反應脾胃，在小孩子感冒時通常會先浮起來。

在這個階段，父母最常問的問題是，孩子說吃不下飯怎麼辦？有些父母會覺得小孩子皮，不肯好好吃飯，找個理由說吃不下飯，因此強逼孩子非得吃完正常的飯量，搞得親子之間不愉快。如果眞的「脈浮」、感冒了，食欲確實會減低，這時逼小孩吃很多，反而會傷害到胃氣，讓感冒加重，不如讓孩子少吃一些，吃清淡一點，陪他聊

一聊，聽聽他的感覺。至於眞的長時間食欲差，我們在後面的章節會另外討論。

下一個階段是有明顯的感冒症狀跑出來，譬如發燒、流鼻水、頭痛、全身無力等等。如果脈還是浮的，不用太緊張，病還在表；如果脈不浮了，就得看症狀是減輕還是加重，代表感冒是轉好還是往裡走，這個稍後會談到。

大多數的感冒是因爲受寒而起，即使是夏季的大熱天，多半也是流汗過多後吹風、吹冷氣造成的。近代一些中醫學派有所謂的「江南無傷寒」一說，認爲中國大陸江南地區天氣熱，不會有傷寒類的疾病，這其實是很大的錯誤。不過如果要討論這些，得從「六經辨證」「太陽寒水」等談起，很多中醫系的學生念到博士班都還搞得不清不楚，做爸媽的就不用多費心了。而一般聽到的「風熱感冒」，譬如有舌頭紅、口渴、有些黃鼻涕、喉嚨痛、頭脹痛等症狀，其實大多數是中暑、津液不足等原因所造成，和一般人在西醫定義下認識的「感冒」（common cold）是不一樣的，後面的章節會討論。所以，不要心裡想著西醫所謂的感冒，結果跑去買大陸文革之後中醫很常開的「桑菊飲」「銀翹散」等感冒方劑來服用，這樣就好像咳嗽時拚命吃薄荷糖，感覺舒服一些，結果把感冒弄得更糟。

言歸正傳，既然是因爲受寒而起，感冒初期多半是「脈浮」及「舌苔白」。前面提到的三個工具用了兩個，第三個工具是「流汗與否」。如果孩子有流汗，中醫通常把這種情況叫作「表虛」，代表小孩子身體不算太差，身體已經開始自己想辦法調適，這時可以服用平衡陰陽的「桂枝湯」*即可。另外，飲食方面清淡一點，最好喝一些米湯，也就是把稀飯煮得很稀，喝上面白白的米湯水，這樣會加強胃氣，讓小朋友恢復得比較快。如果同時還有背部、頸部、後頭不舒服，可以加些葛根，變成「桂枝加葛根湯」*。葛根這味藥能「提水上頭」，對背部、頸部、後頭不舒服很有用處。

假如孩子沒有流汗，皮膚表面熱熱乾乾的，中醫通常把這種情況叫作「表實」，這個時候就得讓他發汗，一般我們會使用「麻黃湯」*。如果伴隨全身肌肉痠痛，以及背部、頸部、後頭不舒服等，可以麻黃與葛根兩味藥並用，改成「葛根湯」*。

現在很多中醫師都學過麻黃湯，臨床卻害怕使用麻黃，因爲學校老師說麻黃宣肺力量很強，怕會讓肺部津液不足，這又是另一個近代中醫衰敗的原因。麻黃是中藥裡的大將，無論是治療肺部的問題，或者救急等等，都非常重要。在美國，麻黃是受到管制的，因爲麻黃可以被利用來製造安非他命類的毒品，然而除了擁有特殊製藥執照的藥廠外，美國食品藥物管理局特別允許擁有美國各州中醫執照的人使用麻黃，就是因爲連食品藥物管理局都深入做過研究、評估，知道麻黃這味藥對中醫臨床治病很重要，而且若使用適當，並不會有什麼危險。不然的話，在醫療糾紛很嚴重的美國，麻黃早就被禁用了。美國食品藥物管理局的藥物專家不擔心麻黃，反而是許多功力不足的中醫自己說麻黃藥性太強不能用。

有些父母比較小心，問說如果把流汗與不流汗搞錯了，會不會有問題？通常沒什麼大不了，畢竟做父母的不會傻傻地一次給很大的劑量。另外，如果小孩子服用了一、兩天藥，狀況還是沒改善，當然得找專業的中醫師看診，不應該自己不斷地試這個藥方、那個藥方。

如果感冒一開始沒有擋下來，或者稍稍好轉時又讓小朋友受寒、吃冰淇淋等等，感冒就會往裡，往「肺寒」的方向走。這個時候脈象會從浮轉向比較不浮，同時感冒症狀會加重，譬如不斷地流清鼻水、白痰增多、咳嗽聲音變得更深沉、胸口緊等等。這時常看到舌苔變得很白厚，或者舌頭很潮濕，表面像是一灘水，這樣就進入我們所謂的「小青龍湯」*階段。

讀者可能已經感覺到，從一開始到現在，我們都用中藥方劑來表達生病的狀態。沒錯，中醫不像西醫總是定個病名，而是把症狀和方劑連結，利用方劑來快速表達整體症狀及體內失衡的情況，方便中醫師彼此間的溝通。譬如，我可以告訴另一位中醫師說，我認為這個病人是介於葛根湯證及小青龍湯證之間，那位中醫師馬上就知道我在形容病人怎樣的情況。當然，他不一定同意我的診斷，或許會指出我少考量了哪一個症狀，認為病人其實是另外一個方劑的階段。像這樣用方劑來反覆討論，提高了中醫師表達彼此的思維及考量的效率。另外，讀者應該也發現了，這裡使用「證」這個字，而非「症」。「證」代表病人的整體病症表現，包含了各個症狀，勉強可以用英文「syndrome」來翻譯，而「症」勉強可用英文「symptom」來翻譯。

到了這個階段，除了比較嚴重之外，不同的病人也會開始出現比較多不同的症狀，譬如咽喉很痛、頭暈、想吐等等。或者，會因為病人其他的情況而變得比較複雜，譬如女孩子月經正好來。這時通常不會只是單純使用一個基本的方劑，而是針對每個病人不同的情況加加減減。所以，我們不建議爸爸媽媽自己看著書去治療，應該帶孩子去看專業的中醫師。

如果到了「小青龍湯證」的階段還是沒有治好，這就比較麻煩了，會進入所謂的「寒入裡化熱」的情況。「寒入裡化熱」聽起來很奇怪，簡單的解釋是，寒進入肺以後，會有很多白痰產生，當白痰越來越多時，肺的津液運行受到了影響，越來越不夠濕潤，痰變得濃稠，從白痰轉變成黃痰，舌苔從白濕轉向黃乾。這就好像汽車的冷卻水慢慢減少、不夠用，引擎開始過熱一般。真正麻煩的是，肺部不一定是整個寒或整個熱，複雜起來，可以一部分還是寒，另一部分卻開始化熱，這時病人會說，有時候是白痰，有時候是黃痰，有時候是濕咳，有時候是乾咳，有時候痰在咽喉，有時候痰深在肺的底部等等。好的中醫師可以從各種跡象來判斷這個複雜的寒熱如何分布，該先使用熱藥？寒藥？還是寒藥熱藥一起用？常見方劑有「小青龍湯加石膏」*、「大青龍湯」*、「射干麻黃湯」*、「射干麻黃湯加石膏」*。而到了這個階段，可能接近西醫所謂的肺炎，或者已經是肺炎了，西醫通常只能使用效力強大的抗生素，中醫治療卻高明許多。當然，這時做父母的千萬不要自己看書治病，趕快帶小孩子去看專業的中醫師！

好奇的讀者可能會追問，如果沒有守住病情，惡化下去會如何？再下來麻煩大了，會變成嚴重肺炎、肺積水、肺萎縮、肺膿瘍等等。那中醫有沒有辦法治療？當然有，基本的方劑譬如「十棗湯」*、「葶藶大棗瀉肺湯」*、「桔梗甘草湯」*、「三物小白散」*等等。這就是考驗中醫師功力的時候了，治療好的比西醫又快又有效，而且沒有副作用；治療不好又不趕緊轉診的，可能就把病人推向加護病房了。

順便提一下，西醫對非典型肺炎、禽流感、豬流感、新冠肺炎等往往束手無策，強硬治療後，即使好了也常常留下許多後遺症，譬如肺部纖維化等等。在中醫看來，無論是非典型肺炎、禽流感、豬流感或新冠肺炎，都是按照前面討論過的「感冒發展過程」來演變，只不過一般感冒時，從「桂枝湯證」發展到「大青龍湯」「射干麻黃湯」等，可能得父母或病人實在不小心，感冒了還繼續受寒，且一般也要兩、三週左右才會變得如此嚴重；而嚴重的流感和新冠肺炎，可以在兩、三天內就從「桂枝湯證」發展到「大青龍湯證」「射干麻黃湯」等，或者更加嚴重。中醫治療的方法還是一樣，但對中醫師來說，對寒熱的拿捏、用藥的輕重與時機、寒熱藥的比例等等，都是很不容易的挑戰。如果中醫師對病情的判斷與預估準確，下藥膽大心細，針對這些嚴重的肺部疾病，可以說是四兩撥千斤，會有又快又好的治療效果。

回過頭來談一般的感冒。小孩子的感冒症狀減輕或消失以後，往往會開始吵著要吃冰的、喝冰的、玩到滿頭大汗等等，做父母的也往往覺得孩子感冒時受了不少罪，現在好了，可以慰勞慰勞，放任孩子隨心所欲。千萬急不得，感冒症狀不見，不代表感冒好了，得看不到一絲絲脈浮才算眞的好了。最好是在感冒症狀全部不見、脈一點都不浮了以後，再等一週才放下防備的心。有些小孩子感冒沒有完全好，還有一點寒氣積肺裡，父母就不管了，結果感冒一直沒有眞的完全好，導致父母常常抱怨孩子很容易感冒，一感冒又很久才好，甚至開始出現一些哮喘的現象。有這種情況，必須找專業的中醫師把小孩子肺部的問題一次治好，不然拖下去會變成慢性病，對孩子長久的健康影響很大。

一動筆談感冒，就洋洋灑灑寫了這麼多。然而關於感冒，其實還有很多可以討論的地方，畢竟感冒症狀種類很多、變化大，也是很多其他病症的起始。針對感冒就先討論到這裡，以後的章節提到相關的地方，我們再來增補。

下一章我們把感冒中的「發燒」單獨拿出來討論，因爲發燒常常是最讓父母心急的生病症狀，好像小孩子一發燒，天就要塌下來一樣。其實沒那麼嚴重，我們下一章來談。

第二章

發燒

發燒大概是做父母的最關注的症狀，爲什麼？一方面是因爲古老流傳的一句話「發燒把小孩腦子燒壞了」，不知道嚇壞多少父母；另一方面，發燒量得到，可以「量化」，體溫計拿出來就一直量一直量。心急嘛，總想知道孩子有沒有好一些，問他頭痛好一點沒有也問不出個結果，只有量體溫最「客觀」。只要能想盡辦法減低孩子發燒的程度，彷彿把他從水深火熱中救回來，做父母的才放心，對吧？

錯了！還錯得很離譜。先不管中醫如何看待及處理發燒，我們來看看最新的西醫研究怎麼講的。相關訊息很容易在醫療資訊網站或美國大型醫院的網站上找到，我們在這裡整理了一些條列出來。

• 小孩子本來活動力就比較高，跑來跑去，身體得散熱，皮膚摸起來往往比大人熱一些。特別是很多大人自己的手比較冰冷，摸到孩子的身體，總覺得在發燒。另外，下午到晚上的體溫本來就會高一些。

- 不是體溫計量出來超過攝氏三十七度就叫作發燒，不同測量位置有不一樣的標準。耳溫及肛溫以攝氏三十八度爲界定，口溫以攝氏三十七·八度爲界定，腋下胳肢窩則是攝氏三十七·二度。
- 不是發燒溫度越高，病得越嚴重。
- 溫度計量出來的數字沒那麼重要，小孩子的感受比較重要。
- 發燒是人體免疫系統保護身體的機制，正常在攝氏三十七·八度到四十度的發燒，對小孩子是有益的，能幫助他們抵抗感染。
- 超過攝氏四十度的高燒並沒有那麼危險，感冒感染造成的高燒不會導致腦部損傷。
- 超過攝氏四十二度的高燒，有可能造成腦部損傷。但是，身體極少因爲生病而體溫超過四十二度，絕大多數都是發生在極端的環境溫度，譬如嬰兒被留在高溫天氣下的封閉汽車裡，或者人在炎熱的沙漠中迷途很久。
- 只有百分之四左右的小孩在發高燒時會有抽搐的現象，而那些抽搐現象並不危險，不會造成癲癇或學習障礙。

- 發燒不需要特別處理。大多數情況下，發燒不處理也不會燒得更高。
- 通常在兩、三天之內，人體免疫系統開始有效抵抗感冒病毒時，自然就會退燒。
- 服用退燒藥不一定能退燒，而退燒藥沒用時，也不代表病情比較嚴重。
- 服用退燒藥後，即使燒退了，也不代表感染情況轉好，或者感冒減輕。

結論就是，**西醫的研究也認為發燒其實是件好事，是人體用來增強免疫系統的正常表現，強行退燒反而會讓人體復原時間拖長**。當然，一定有人會信誓旦旦地說，看過或聽過「因高燒頭腦壞掉」的病例。是有的，不過這是把因果關係搞亂了。當病毒、細菌或其他病因對頭腦產生傷害時，可能會影響到大腦裡的體溫調控中樞，導致高燒，而不是高燒把頭腦燒壞了。如果是那些會傷害腦部的疾病，給孩子服用退燒藥，即使燒退了，也沒什麼幫助，反而可能造成假象，讓父母掉以輕心而延誤了病情。

有些父母會問，那爲什麼西醫要有「退燒藥」？小孩子發燒時，常常伴隨一些讓身體不舒服的症狀，譬如頭痛、睡不好等等，讓爸爸媽媽很心疼。退燒藥讓體溫降下來一些，或許會減緩小孩子的不適，爸爸媽媽覺得孩子舒服一些，代表感冒轉好，心裡就比較放心。其實，發燒和頭痛等其他症狀的相關性仍很模糊，一方面許多小孩子燒退了，其他症狀反而加重；另一方面，坊間很多退燒藥的化學成分根本就是止痛藥，降低人體感覺神經的反應，頭痛等不適也就好像減緩了，卻換來許多更嚴重的副作用。所以在美國，許多小兒科醫師不給小孩子退燒藥、感冒藥，只要小孩子多休息，讓他自己好。而在臺灣及中國大陸，不少小兒科醫師反而很喜歡開這些藥給小朋友，有一部分是延續以前錯誤的想法，另一部分則是迎合爸爸媽媽的喜好——既然你們擔心小孩子發燒，不忍心看他不舒服，那就開退燒藥給你們，這樣發燒退了，身體不舒服減緩了，爸爸媽媽很高興，覺得醫術高超，下一次感冒一定又帶來就診。

中醫的退燒解方

而面對這種「發燒不舒服」和「退燒藥問題更多」的兩難情況，中醫有辦法嗎？當然有，不然我就應該假裝不知道，直接跳過，不討論發燒！

前面提過，中醫治療感冒不是「殺死感冒病毒」，而是「幫助身體恢復平衡」。既然是恢復平衡，退燒的功能已經融合在治療感冒裡。一般小孩子感冒的情況下，如果已經自己出汗了，通常不會發燒；如果沒有流汗，小孩子皮膚表面會又乾又燙，往往出現發燒的現象。這時使用中醫的「汗法」，譬如前面提過的「麻黃湯證」「葛根湯證」，發汗出來，燒就會退，除非是中醫師中藥劑量沒拿捏好，發汗不足，沒有達到退燒的功效。當然，也不能發汗過頭，讓津液流失過多，那會引起其他問題。

如果孩子有些流汗，本來以爲感冒是在「桂枝湯證」的階段，卻開始發燒，那代表感冒比原來想的嚴重一些，或者原本只有流一點點汗，其實比較偏向「麻黃湯證」「葛根湯證」的情況。這時不一定需要使用有麻黃的中藥方劑，可以在「桂枝加葛根湯」*裡加重葛根的劑量，通常就可以退燒。

如果感冒已經進入「小青龍湯證」的情況，通常比較常看到中低燒，較接近西醫慢性發炎時的中低燒，高燒反而比較少。一般而言，加入葛根會讓燒比較快退，但需要考慮的因素較多，所以，最好帶孩子去看專業的中醫師。如果感冒已經進入比「小青龍湯證」更嚴重的情況，當然應該帶小孩去看專業的中醫師，不要自己亂試藥，這個階段中醫師還是有辦法可以退燒的。

如果孩子半夜發高燒，非常不舒服，無法入睡而精神很差，又沒有辦法馬上帶去看中醫，那該怎麼辦？有個應急的辦法，就是使用中藥方劑「白虎加人參湯」＊。白虎加人參湯裡的石膏及知母可以解熱，往往比西醫的退燒藥還快，又沒有退燒藥的副作用。另外，白虎加人參湯有粳米，可以加強胃氣，有少量的人參可充足胃的津液，為肺的津液做後盾。大多數情況的感冒高燒都可以用白虎加人參湯來退燒，不過如前面所討論的，發燒其實是好事，除非孩子非常不舒服，否則盡可能不要強迫退燒。可以在中醫師指導下，在家裡儲存一點白虎加人參湯，以供半夜應急時使用，但不應該過於依賴，每次小孩發燒就用白虎加人參湯來緩解。

第三章

鼻腔過敏、中耳炎

許多小孩子一大早起來就打噴嚏、流鼻水，好一點的可能幾分鐘就好了，有的到中午、下午才好，嚴重的會整天不停地擦鼻子。也有些小孩到了花粉季節，或者碰到狗貓或塵霾，就眼睛癢、一直流鼻水。另外，有些小孩子三不五時中耳發炎，明明沒有游泳或耳朵進水，耳內卻常常有些黃水，甚至有臭味。這些情況下，西醫通常要小孩子服用苯海拉明（Benadryl）、開瑞坦（Claritin）等含有抗組織胺（antihistamine）的過敏藥，或是抗生素一類的藥物，效果往往有限，搞得小孩子病情起起伏伏，幾年都沒有康復。

中醫怎麼看這樣的情況？雖然每個病人不一樣，但上述症狀大多和脾虛、濕重有關。鼻涕、耳屎本來是人體正常的分泌物，用來吸附外來的髒物，卻因爲脾虛、濕重，而處於一種邊緣狀態，一旦受到外面一點點小小的刺激，就兵敗如山倒，一發不可收拾。

小孩子年紀輕輕的，爲什麼會如此？一部分是因爲生長發育得比較慢，身體機能趕不上現代生活中外來的刺激變化；然而，很大一部分原因是飲食習慣的問題，譬如常常食用牛奶、起司、優酪乳等乳製品，以及含糖的加工食品、餅乾等零食。牛奶的問題逐漸被主流醫學理解及承認，歐美國家已經有不少醫學研究發現，許多過敏的小孩停止喝牛奶幾個月後，過敏現象明顯緩解。關於乳製品的問題，我們後面會有一章專門討論中西醫觀點，而優酪乳的問題，這裡先簡短解釋一下，之後也會專門討論。

許多父母喜歡給小孩喝優酪乳，認爲可以補充益生菌來幫助消化，這其實是揠苗助長。益生菌是人體大腸裡面本來就有的細菌，在人體內有其自然的生態環境，正常情況下並不需要另外補充。偶爾吃益生菌食品無妨，一週多次卻會改變人體內的細菌生態平衡，破壞人體自我調整的能力，常看到的問題是所謂的「小腸細菌過多症」，造成腸鳴、腹痛等。另外，醫學研究已經證實，過多的益生菌排泄物會傷害人體，降低短期記憶能力，即使立即停止服用益生菌，也需要四週以上的時間來恢復記憶能力。

含糖的加工食品則是會導致許多健康問題，這點大家應該都已經看過許多報導。

中醫角度的粗淺解釋是，這些不好的糖類食品直接傷害到脾臟，常看到的問題爲水道運化不良、濕重、營養吸收不佳等。如果硬要把中醫和西醫的觀點連在一起，中醫所謂的「濕重」，可以說是人體組織液中該回收的物質無法正常有效回收，「廢物」的積累逐漸導致各種發炎現象。

怎麼治療？問題看起來挺複雜，實際臨床治療卻往往沒那麼困難。基本治療方向以去濕、開竅爲主，加上針對個案的特殊情況來加減。譬如以「苓桂朮甘湯」＊爲基礎，加上辛夷、菖蒲、蒼朮等開鼻竅、耳竅，以及葛根、白芷等引藥、引水上頭。如果孩子寒症重，外加一些熱藥；如果食欲不佳，外加一些健脾開胃的藥等等。當然，小孩得改善生活及飲食習慣，不然這頭加分、那頭減分，無法眞的痊癒。

許多家長告訴我，中醫幾週內可以治好的問題，他們卻讓孩子長期服用西藥，然而也無法斷根，事後諸葛地來看，非常後悔。其實，這也是我們推展中醫的原因，不但讓做父母的有更好的方法幫助小孩健康成長，也讓孩子從小認識中醫，知道中醫治療的有效性，這樣才能扭轉社會對中醫的偏見及不信任，提升大家的健康水平，並大幅減低社會醫療成本。

第四章 牙齒

小孩的牙齒也是爸爸媽媽常擔心的，一方面怕孩子蛀牙，另一方面又怕他牙齒長不好，歪七扭八。孩子更大一些，還需要擔心他的牙床有沒有問題、以後會不會得牙周病等等。

一般牙醫提醒爸爸媽媽的事，中醫也是贊成的，譬如勤刷牙、少吃高度加工的甜食等等，這裡就不重複。不過有些事情，中醫和一般牙醫有不太一樣的看法。

首先，中醫不太喜歡那些用一堆化學成分做成的牙膏，裡面的許多添加物，一樣一樣解釋給你聽時，大概沒有人會想把它們放在嘴巴裡。另外，一般的牙膏對牙床及牙齒發育其實沒什麼大幫助。那麼，中醫建議拿什麼來刷牙呢？

不少中藥材都有天然保護牙齒及牙床的功能，歷代醫書有不少著墨，最有名的大概是清代名醫陳修園的「固齒神方」，被稱爲「若於三、四歲即用之，無間斷，可保至老不脫，永免牙患」。是不是眞的能「永免牙患」不知道，但臨床上很多人使用後，確實大幅改善蛀牙、牙周病等等，甚至可以達到止牙痛、消炎、補腎等效果。

陳修園的「固齒神方」，網路上很容易查到，成分爲青鹽、石膏、補骨脂、花椒、白芷、薄荷、旱蓮草、防風、細辛，自己很容易製作，有些中藥行也有賣事先調配打粉好的牙粉。各個中藥成分的比例不是那麼關鍵，一般青鹽、石膏、補骨脂會比其他成分多兩倍左右；實在搞不清楚，每味中藥等分即可。

我自己比較喜歡另一個簡單許多的牙粉方，就只有兩味中藥：青鹽及炮附子。青鹽爲岩鹽，如果找不到，可以用現在很流行的玫瑰鹽，也就是喜馬拉雅山區產的粉紅色岩鹽。炮附子倒是要比較講究。中國大陸出口的炮附子，絕大多數是把生附子浸泡膽巴而來。膽巴有毒，古法是把整顆生附子浸泡膽巴，用來保存，使用時會把浸到膽巴的表皮切掉，並且在流水中沖洗兩天，但現在中國大陸生產的炮附子，絕大多數是先切片，再泡膽巴，結果膽巴浸入附子的每一個角落，每一片炮附子飲片看起來都像半透明的塑膠，即使你先「流水沖洗兩天」也沒有用！中國大陸官方的藥典多年來一直只列「膽巴浸泡的炮附子」，直到前幾年，「無膽巴炮附子」總算進了《中國藥典》，現在比幾年前容易買到了，四川江油一帶的附子尤其著名。

言歸正傳，這個簡單的青鹽炮附子牙粉，保護牙齒及牙床的功能很好，常常拿來刷牙也會讓牙齒比較白淨。混合比例上，青鹽少一些，免得太鹹了，而每次刷牙最好有兩、三分鐘，讓牙粉停留在牙齒上久一些。

在外面突然牙痛得很厲害怎麼辦？雖然牙粉，甚至人參、細辛等單味藥可以減緩牙痛，但誰會正好有這些中藥材在手邊呢？這個時候，穴位就比較有用了。最知名的減緩牙痛穴位是「內合谷」★，有人乾脆直接稱為「牙痛合谷」，位於兩個手掌虎口最內端，大拇指和第二指掌骨的交會處，比一般大眾知道的「合谷穴」再往裡面一些。下針當然最好，自己沒辦法下針時，重重地按也可以。不過要記得是「對稱」，**左側牙痛，按右手內合谷；右側牙痛，按左手內合谷**。那麼鬥牙痛，或者一時記不得什麼對稱不對稱怎麼辦？簡單，你就兩手內合谷都按！

值得一提的是，中醫不贊成小孩子太早矯正牙齒，有兩個原因。

一是小孩子牙齒附近的骨骼還在發育，本來就很有可能會讓牙齒歪七扭八，不要太心急地去改變。

二是臨床上大量病例看來，太早矯正牙齒會傷害到骨骼及腎臟。所以，等孩子長大成人了再做牙齒矯正也不遲。雖然大人矯正牙齒是會比較尷尬，但這樣的尷尬絕對比傷害到骨骼及腎臟好多了！

另外，植牙也一樣，小孩子不要太早植牙，以免傷害到骨骼及腎臟。

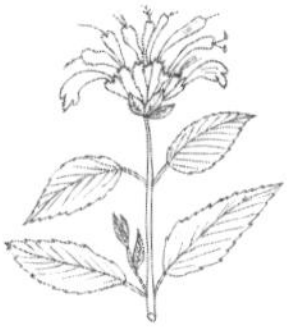

第五章

時常頭痛

現在越來越多青少年、甚至兒童常常頭痛，在美國，許多中學生得每天吃止痛藥來緩解頭痛，不然無法正常上課。對這樣的頭痛，西醫一般有兩個解釋，一是壓力型頭痛（tension-type headache），二是青春期荷爾蒙不協調型頭痛（puberty headache），但無論如何解釋，都只能讓他們服用止痛藥來緩解頭痛。那麼，在不深入複雜的專業辨證論治的前提下，從科普教育的角度而言，中醫怎麼看這些兒童及青少年的頭痛？做爸爸媽媽的又該如何幫助孩子？

中醫對頭痛的治療，從分類開始。最基本的是依照疼痛的部位，大致分爲四類：前額印堂附近頭痛、側方偏頭痛、後頭痛、頭頂痛。

（一）前額印堂附近頭痛：這類頭痛屬於胃經的範圍，大部分和胃寒、中下焦寒濕有關，最常見於多吃冷食喝冷飲的小孩子，或者平常胃氣弱的小孩又受涼感冒時。有個小病人兩年來每天都前額頭痛，還沒開始問診就看到他印堂附近浮現青色，中焦寒已經寫在臉上了。當我告訴病人父母，問題在肚子而不是在頭的時候，他們很驚訝，覺得孩子胃口好、腸胃功能似乎也很好，常喝冰牛奶、冰珍珠奶茶也沒拉肚子，怎麼可能是肚子出狀況呢？問題就在於中下焦寒濕開始累積後，胃火無法順利下行，會往上反逆，反而讓人胃口大、想喝冷飲，但這並不代表腸胃好、胃氣強。我讓這個小病人服用「附子理中湯」*粉劑，一週後就沒有再犯頭痛了。讀者可能會問，如果沒有找專業中醫師看診，該如何幫助孩子？一般而言，按摩及熱敷「中脘穴」★，可以減緩這類頭痛，而平時減少吃喝生冷的東西、少吃垃圾食物，讓中下焦的寒濕減少，是根本解決的方法。

（二）側方偏頭痛：這類頭痛屬於膽經的範圍，大部分和肝血不足有關，最常見於壓力大、熬夜的青少年，以及月經不順的女子，比較像前面提到西醫說的壓力型頭痛及青春期荷爾蒙不協調型頭痛。壓力大及熬夜對肝臟影響很大，這點中西醫的看法一致；而月經不順、月經快來時，肝血很容易不足，往往會造成沿著膽經的側方偏頭痛。這類頭痛對專業中醫師而言，並不難解決，可以在「足臨泣」★、「外關」★、「太陽透率谷」★等穴位下針（注：「太陽透率谷」的「透」指的是「透針」，亦即在針刺入某一穴位後，斜刺或直刺將針尖刺抵相鄰近的穴位或經脈部位。因為是用一針同時穿透兩個以上的經脈或穴位，所以又稱「透經」或「透穴」），中藥方劑方面則常以「吳茱萸湯」＊來溫肝，以「酸棗仁湯」＊補肝血等，效果非常好。然而，一般人在不下針、不吃中藥的情況下，比較無法立即減緩這類頭痛，得從改變生活方式做起，不熬夜、減少壓力、多吃補血的食物等等，慢慢改善健康，才能從根本解決這類型的頭痛。如果月經不順的情況嚴重，就眞的得找專業中醫師看診，自己隨便亂服用四物湯或其他中藥，反而可能越搞越糟。

（三）**後頭痛**：這類頭痛屬於膀胱經的範圍，大部分和外感受涼有關，大人及小孩都很常會有這種頭痛，多半發生在感冒了，或是人比較虛弱，快要感冒又還沒有什麼感冒症狀浮現的時候。這類型的頭痛比較好處理，通常好好睡個覺，讓感冒轉好，頭痛自然也就消失了。至於中醫怎麼快速治好感冒，請參考前面關於感冒的討論，這裡就不重複了。有些讀者可能會問，為什麼自己一年到頭都有這樣的頭痛？總不會整年都在感冒吧？是的，中醫的「外感」標準比西醫所謂的「感冒」嚴格許多，當體表受到風寒，就得消耗額外的衛氣去護表，就好像一個國家得派更多兵力去鎮守邊疆一樣，都是處於一種耗損狀態。正氣強或受寒不嚴重時，不一定會有打噴嚏、咳嗽等一般感冒症狀，後頭痛卻常常出現。有些病人沒有意識到自己外感兩、三年都沒有好，只知道吃止痛藥壓制後頭痛，讓問題每況愈下。反過來說，平時注意保暖、避免長時間吹冷風、不要在冷氣超強的健身房內運動到滿身大汗等等，都可以減少這類頭痛的發生或惡化。

（四）頭頂痛：這類頭痛通常和後頭痛一樣，和膀胱經、外感受涼有關。不過，因為肝經絡到頭頂的百會穴，有時反而是和側方偏頭痛一樣，與肝膽經、肝血不足有關。通常可以從病人頭痛的發展過程及身體其他症狀，來判斷是兩類頭痛中的哪一種。

這四類頭痛會單獨出現，也會混雜著出現。譬如壓力大、常熬夜的青少年，又每天喝冰珍珠奶茶，結果一頭痛起來，從左邊的太陽穴，經過前額，一直痛到右邊的太陽穴，甚至因爲熬夜、睡不好，體力差時容易受風寒，後頭也開始痛，導致整個頭好像戴了孫悟空的緊箍一樣，一整圈連起來痛，還一下緊縮一下放鬆地陣痛，最後頭痛傳到頭頂的百會穴，大吐大嘔。

家裡的兒童或青少年常常喊頭痛時，可以仔細詢問是哪個部位疼痛，依照頭痛部位不同來了解病因，從改善生活習慣做起，幫助孩子遠離頭痛。當然，最好還是即時去找專業中醫師看診，把頭痛及其他健康問題一起解決掉。

第六章 皮疹

孩子的皮膚起頑固的疹子，久久不消，是養兒育女時很常遇到的問題。從幾週大的小寶寶，到念高中、大學的大孩子，或多或少都有過皮疹，有的卻非常嚴重，癢到無法睡覺，把皮膚都抓破、抓爛了。

一開始發病時，最常在手肘和膝蓋內側等部位看到，逐漸擴散到手腳、脖子、胸背等。發病的原因很多，最常見的在肝臟與脾臟，一方面肝血虛，造成肝的解毒功能下降，也無法充分滋潤皮膚；另一方面脾虛造成濕在皮表下累積，或者可以說是組織液代謝不良。當這兩個因素碰在一起，在成年人身上會有多種不同的反應，而在小孩子身上，最常見的即是皮膚起疹子。

小孩子的肝脾爲什麼會出問題？脾胃的問題，少數是天生比較虛弱，大多數則是飲食習慣造成的。現在的加工食品及零食做得非常好吃，很多廠商都在想辦法研發可以讓人上癮的化學口味，造成小孩子常常不肯吃正常的食物，鬧著要吃各種速食、甜點、餅乾。或者，孩子偏食，不肯吃某些食物，爸爸媽媽怕麻煩，只要有吃飽、吃得「還算可以」，也就順著小孩的喜好，甚至爸爸媽媽自己也吃得亂七八糟。另外，許多小孩子吃飯時都得有杯冷水或飲料，平時也愛吃冰冷的東西，外加很多乳製品，如牛奶、起司等等，造成脾寒濕重。

中醫認為脾主消化吸收、營養管理等，當脾臟功能下降，良好食物的營養就無法被正常吸收，為人體所用，於是營養下降，造成血虛；而中醫認為血虛以肝血虛為先，肝的功能也就慢慢變差。另外，現在許多小孩子整天玩手機，而肝開竅在眼，整天玩手機迫使大量肝血來支持視力，加上晚上又很晚睡覺，本來就很傷肝，又沒有足夠食物的營養來滋補，雪上加霜，肝就受不了了。而這樣的小孩子通常會有其他表現，譬如比較過動、專注力較差、容易不耐煩、晚上睡覺翻來覆去等等，都是小孩子肝血不足時經常出現的症狀。

怎麼治療？通常有兩個大方向，一個以養血為主，另一個以發表為主。養血是希望藉由提升肝血來改善皮疹，方劑上「當歸飲子」*為代表，以養血的「四物湯」*為基礎，加上一些祛風、補益的中藥材。這種方式比較平順，對較輕微的皮疹效果不錯，但是碰上比較嚴重的皮疹，有時緩不濟急，皮疹發出來的還是比消掉的多。

發表則是希望能先把皮下的濕、不好的物質去掉，方劑上「麻杏薏甘湯」＊為代表，常常加上解毒的黃連、黃芩、黃柏，以及利水的白朮、茯苓等等。這種方式比較強勁，能應付嚴重的皮疹，但在剛剛開始發表的一、兩週，皮疹常常會變得更癢，看起來更嚴重，之後才會快速減退。所以臨床治療時，得看病人需不需要、適不適合這樣的方法，如果病人年幼，或者皮疹不嚴重，就不一定要選擇這樣的治療方式。

當然，皮疹消下去，只是症狀沒了，不代表孩子的肝和脾都及格了、健康了，還是需要再花點時間提升肝脾的功能。更重要的是改善生活習慣，如果孩子還是亂吃東西、整天玩手機、晚上不睡覺，那麼皮疹還是會出現，甚至會有更嚴重的健康問題。

第七章

外傷

感冒和外傷，大概是養兒育女最常遇到的問題。我們一開始討論了感冒，這裡就來談談外傷。

外傷的種類不少，小孩子常見的外傷有跌倒破皮流血、割傷、燙傷、蚊蟲咬傷、扭傷等等。如果情況不嚴重，通常都可以自己處理，做父母的不要驚慌失措，緊張地大喊大叫，反而造成孩子心裡的恐懼，以後不敢嘗試新的活動。

常見外傷的處理方式

破皮流血和割傷等外傷，如果傷口不是很深，通常不會傷及動脈。先以乾淨的水清洗傷口，確定沒有異物留在傷口內部，然後塗抹厚厚一層中藥「紫雲膏」，再適度包紮傷口。如果靜脈微微滲血，紫雲膏通常可以止血；假如傷及動脈，不易止血，得配合一般止血方法，譬如以紗布覆蓋傷口並適度加壓，或在傷口近心端按壓動脈上游等。一般情況下，紫雲膏效果很好，不僅傷口癒合快速，也不會留下什麼疤痕。當然，如果傷口很深、流血不止，還是得趕緊找醫療人員幫忙。

紫雲膏對**一般燙傷**也非常有用。先用冷水沖洗燙傷處，讓燙傷部分降溫，再塗抹大量的紫雲膏。不要隨便把水泡撕開，讓燙傷處在紫雲膏的覆蓋下自己修復，通常也不會留下疤痕。至於比較嚴重的燙傷，可以考慮中藥粉劑，譬如將黃連、黃芩、黃柏、大黃、生硫磺、白朮等打成細粉來覆蓋燙傷傷口，等傷口恢復良好，再改回來使用紫雲膏。

紫雲膏怎麼製作？網路上很容易查到，有許多不同版本，區別不大，這裡建議的方式爲：當歸五十克、紫草根一百克，切碎；加入有機麻油三百毫升及有機橄欖油一百五十毫升，浸泡三天後，煮滾十分鐘，過濾掉藥渣，加入有機蜂蠟五十克，攪拌融化，然後倒入容器中等待冷卻成藥膏，就大功告成了。分量足夠自己用一陣子，還可以分送給親朋好友。

蚊蟲咬傷造成的癢痛、**紅腫**，雖然紫雲膏也有幫助，我推薦依照古法改良而來的

「特製三黃膏」：黃連四十五克、黃芩四十五克、黃柏四十五克、當歸三十克、大黃二十五克、赤芍二十五克、生地二十五克、玄參二十五克、白芷二十五克、三七二十克、甘草四十克，切碎；加入有機麻油三百毫升及有機橄欖油一百五十毫升，浸泡五天後，煮滾轉小火續煮約三十分鐘，熄火，再加入肉桂二十克，等十分鐘後過濾掉藥渣，加入有機蜂蠟四十克，攪拌融化，然後倒入容器中等待冷卻成藥膏即可。這個特製三黃膏對青春痘，甚至傷口感染潰爛，也挺有效果的。

小孩子**扭傷**則比較麻煩一些，畢竟一般父母不知道如何針灸或推拿。如果嚴重，最好趕緊帶去給專精於治療扭傷的中醫師看診；假如不嚴重，倒是可以自己輕輕按摩，適度塗抹市售處理跌打損傷、筋骨痠痛的中藥膏或中藥油，再使用護膝、護腳踝等護具來保護扭傷的部位。

這裡要提一件事：許多西醫及一般大眾聽到扭傷就想到「冰敷」，這其實是錯誤的，就連一九七八年提出「RICE」這個運動傷害處理原則並大力宣導的蓋比．默金醫師（Dr. Gabe Mirkin）都已經公開承認錯誤（注：RICE指的是Rest〔休息〕、Ice〔冰敷〕、Compression〔加壓〕、Elevation〔抬高〕）。只可惜宣傳了幾十年，這已經在大家心裡根深柢固了。

冰敷雖然可以減輕疼痛，但已經被證實會延遲復原，甚至可能導致部分組織壞死。熱敷可以加速復原，不過剛扭傷時，熱敷會加劇疼痛。所以建議大家，扭傷二十四小時內，不要冰敷或熱敷；二十四小時後則可以熱敷。

過與不及，都會造成問題

外傷在孩子的成長過程中很常發生，爸爸媽媽不要太緊張，大多數的外傷都只是一時的疼痛與不方便，不會有什麼長遠的影響，反而是父母在幫助孩子面對及處理外傷時的態度，會留給他們不同的心理暗示。

相對於西方族裔的父母，華人父母常常過度擔心孩子受傷。在加州的公園裡，一大群孩子在各種遊樂設施爬上爬下、跑來跑去時，經常看到華人父母緊緊盯著孩子，深怕小孩從高處掉下來，或是跑太快被東西絆倒。如果只是張大眼睛緊迫盯人也就算了，許多華人父母會左一句小心、右一句跑慢點，甚至不斷伸手扶著孩子。其實，這不僅容易造成孩子對外在世界的不安與恐懼，同時也表現出父母對孩子能力的不信任，認為他們無法辨別危險、無法處理困難。與其在孩子玩耍時不斷干預，不如在玩要前先和他們討論哪些遊樂設施比較需要注意安全。譬如，孩子或許沒想到其他小孩在盪鞦韆時如果站得太靠近，自己可能會被撞到，那可能會很痛、會受傷，那麼父母可以在玩之前提醒孩子。

想必有些父母會說，我們提醒孩子了啊，但他就是不聽。大多數情況下，這代表爸爸媽媽沒有從孩子很小的時候就開始建立適當的溝通方式。部分的父母對許多小問題不太在意，沒有花太多時間培養孩子的好習慣，現在突然要限制他的行為，孩子當然不會聽從。另一部分的父母正好相反，管得太多。一開始孩子會聽話，但後來慢慢發現，違反父母的規定並沒有帶來什麼眞正的傷害，於是逐漸學習到不需要聽從爸爸媽媽的話，之後父母再想和小孩談什麼道理及守則，孩子自然覺得意義不大，聽不聽無所謂。過與不及，都會造成後來的問題。

那麼，如果已經形成這樣的局面，爸爸媽媽該怎麼改變？其實不難，許多歐美父母會放手讓孩子因為玩耍時不注意而受些傷，受了傷印象深刻，自然就學會了，下次就會自己小心了。

孩子的皮肉傷痛會讓父母心疼，但這些和孩子未來可能遇到的挫折相較之下，非常微不足道。與其讓孩子在遇到大的挫折時，才發現必須為自己的行為負責任，不如讓他們從小就學習到行爲與結果的關聯性，而在孩子還小的時候，沒有什麼比皮肉傷痛更令他們印象深刻了！

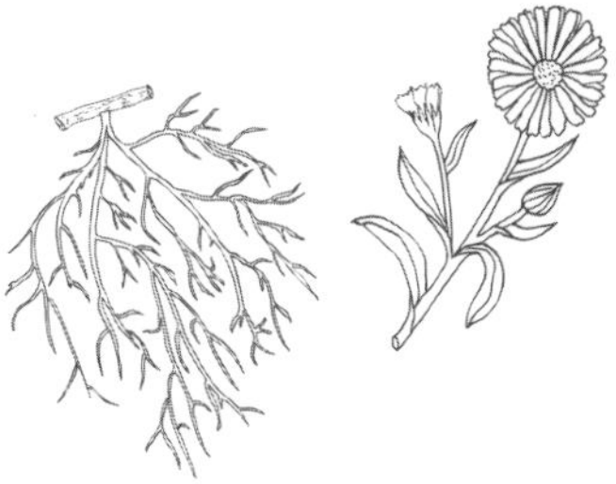

第八章

睡眠

睡眠大概是身體自我修復機制中最重要的一個環節。許多人可能都有類似的經驗，身體有些奇怪的病痛，去看了醫生，也檢查不出什麼毛病，結果自己好好睡了幾個晚上，那些病痛就消失了。雖然現代科學依然無法完全解釋人爲什麼每天需要那麼多睡眠，但已經知道，我們在睡覺時，體內有很多事正在發生，從大腦記憶的重組、肝臟淨化血液，到生長激素的分泌等等，有無法計數的局部及全身性工作，隨著我們入睡正式開工。

睡眠還有另外一個重點，那就是什麼時候睡覺。大家從小耳濡目染，知道得睡足八個小時，然而，**睡對時間，比睡足八小時更重要**，這點西醫和中醫已經沒有分歧，都同意這樣的觀點。譬如西醫研究發現，人體生長激素分泌的高峰期爲晚上十一點到半夜一點，重點是這段時間一定得在睡眠狀態，不然生長激素是無法好好分泌的。生長激素不僅促進人體生長，更會影響到其他很多功能，是身體存活不可或缺的。

另外，西醫也證實人不僅整個身體有一個全面的生理時鐘，各個器官也各有自己的生理時鐘。如果半夜不好好睡覺，肝臟就沒辦法好好製造及處理膽固醇。美國農業部經過十多年的研究，證實人體內膽固醇過高的現象，和每天吃很多高膽固醇食物沒什麼關聯，而是因爲肝臟沒有好好運作。每天吃二十顆蛋不是問題，問題在於沒有在對的時間睡覺，肝臟無法依據其生理時鐘好好處理膽固醇，加上食用糖分過多，人體停留在發炎狀態，肝臟只好亂製作低密度膽固醇來面對發炎問題。這也是爲什麼臨床上常常看到病人吃素或吃得很清淡，卻有嚴重的脂肪肝，那是因爲不好好睡覺！

中醫對睡眠的闡述很多，最基本的理論是晚上十一點到半夜一點爲膽經運營的時間，半夜一點到三點爲肝經運營的時間。肝膽互爲表裡，十一點到三點是睡眠最重要的四個小時，這段時間必須處於睡眠狀態，肝血才能好好歸肝，肝臟才能去除血液中的不良物質，並把生命力再次注入血液之中。如果這段時間沒有好好睡覺，即使三點以後拚命補眠八、九個小時，也無法取代晚上十一點到半夜三點睡眠的功能，人體機能會嚴重下降。

孩子各個成長階段的睡眠問題

回到養兒育女的主題。小孩子的睡眠問題，大致可以分三個階段來討論。

第一個階段是剛出生時。這個時候，很多父母會把小嬰兒放在自己床上，讓孩子和自己一起睡。這其實是很不好的習慣，父母和嬰兒會相互影響睡眠，也會影響夫妻之間的感情。比較好的辦法，是把嬰兒床放在父母大床旁邊，晚上方便就近照顧；到了三個月大，就把嬰兒床移到孩子自己的房間，裝上嬰兒監聽器或攝影機，除非眞的有事，不然即使孩子半夜醒來，也讓他自己想辦法再入睡，不要才哭兩聲就急急忙忙跑過去照顧。

這樣做，不僅幫助嬰兒調整適應人體的生理時鐘，更重要的是建立他的自我意識。從掌控自己的身體開始，逐漸了解這張床是他主導的空間，到了解這個房間是他的，一步一步建立他的自我信念及信心。許多媽媽會帶著孩子睡覺好幾年，孩子大了還吵著要和媽媽一起睡，媽媽也不以爲意。這其實是媽媽不肯放手讓孩子長大的行爲，對小孩的身心成長有負面影響。

或許有些父母會擔心，不陪孩子睡覺，孩子會沒有安全感。其實這是錯誤的認知，孩子的安全感來自父母在沒有附加條件下的眞心關愛，願意耐心地和他溝通，適度尊重他的想法及決定。上一代的父母或許會用恐嚇性字句來管教孩子，譬如「你不聽話，我就叫警察把你抓走」「你不好好吃飯，以後吃飯就沒你的分」，這一代的父母則早就知道這種負面話語沒有什麼作用，反而會傷害到孩子。然而，這一代的父母卻常常不由自主地犯下另一種錯誤，譬如告訴孩子「你畫得好好喔，爸爸媽媽好愛你」「你做得好棒，媽媽最疼你了」。這聽起來是在鼓勵孩子，但孩子心中會逐漸產生負面壓力，心想：「如果我畫得差一些、做得沒那麼好，爸爸媽媽是不是會很失望，就不再那麼愛我了？」於是，孩子潛意識裡陷入一種「愛有附加條件」的不安。「無條件的愛」不是溺愛，而是把愛和條件分離，讓孩子知道，無論他的表現是好是壞，都無損你對他的愛；即使他做錯事，你會失望、難過，也會適當處罰他，但你對他這個人的愛並不會減少。

第二個階段是孩子處於半大不小的年齡，還沒到青春期的叛逆，卻也開始有自己的想法。在這個階段，足夠及正確時間的睡眠，對孩子的頭腦及身體發育有非常重大的影響。許多醫學研究發現，孩子需要超過九個小時的睡眠，從晚上九點左右，一直睡到早上七點多，如此可以幫助孩子頭腦聰明，身體長得高大，性格也比較活潑開朗。

這個階段孩子晚睡的問題，大多是父母造成的。有兩個很常見的原因，第一個是父母爲孩子安排了過多活動，希望孩子不要輸在起跑點上。學校下了課，先學英文、練才藝，回家匆匆吃個晚餐，又得做數學題、練琴等等，有時甚至爲了各種學習和活動，很晚才吃晚餐。孩子沒有一段平靜休息的時間，讓頭腦安靜下來，讓晚餐食物好好消化吸收，到了該睡覺的時候，直接趕上床，孩子怎麼可能快快入睡、睡得很香甜？

第二個原因是父母自己的生活習慣不良，對孩子直接產生負面影響。許多年輕父母自己手機不離手，連吃飯、陪小孩的時間都在看影片或上社群媒體，躺在床上準備睡覺時，也得先滑個一、兩小時，才肯放下手機入睡。矽谷有很多在高科技公司上班的爸爸，下班後隨便陪陪孩子，就急匆匆地上網玩遊戲，孩子無聊了、鬧了起來，就拿平板電腦給孩子玩。也有些父母自己習慣很晚睡，覺得沒什麼大不了，只要孩子隔天早上能起床上學，並不在乎小孩什麼時候睡覺，孩子晚睡只是反映父母自己的生活模式而已。

第三個階段比較麻煩，青春叛逆期的大孩子不願意正常睡覺，非得搞到半夜一、

兩點才願意去睡。大孩子有很多藉口，早睡睡不著、學校功課太多做不完、同學都還掛在網上聊天等等。這個階段的大孩子很難管教，好言相勸不聽，以處罰來管教又造成親子更大的衝突，而且往往沒有什麼效果。

爲了避免叛逆期大孩子的睡眠問題，最重要的是在第一及第二階段就要培養孩子良好的生活習慣，而不是等壞習慣養成了，再來想辦法亡羊補牢。畢竟，到了青春叛逆期，親子關係及相互信任遠比其他事情重要許多。學業、課外活動、生活作息等等，之後都還可以想辦法補救，但親子關係搞壞了，有時十幾、二十年都無法挽回，這對父母及孩子，都是人生中重大的損失。

中醫對睡眠問題的分析與幫助

無論在上述哪一個階段，如果父母改正了自己的生活作息，也不再把小孩晚上的行程排得滿滿的，孩子卻依然睡不好，代表睡眠的問題已經從行爲層面轉變到生理層面了，這時就應該尋求中醫師的幫忙。

中醫對睡眠有很全面的探討，分析睡眠時，至少分成想睡睡不著、不想睡、可以睡著但很快醒、睡得很淺、睡時中間醒來多次、半夜固定時段醒來、可以再入睡、很不容易再入睡、睡得好卻很早就醒、整夜沒有睡、自己以爲睡著了人卻非常累、夢很多、有情緒的夢、雜事沒情緒的夢、無意識地翻來翻去、打呼很大聲、沒怎麼睡卻精神很好等等，非常多不同的情況。每種情況還得考慮病人其他方面的症狀表現，針對五臟六腑隱藏的病因來治療，而不是像西醫直接開安眠藥給病人。

不過一般而言，孩子的睡眠問題比大人簡單許多，很多都是肝臟和脾臟互相負面影響造成的。譬如匆匆吃晚餐後仍需要做很多功課，或者爸爸媽媽寵小孩，回家先吃零食，到了晚餐時間卻吃不下、偏食，身體就得不到足夠的營養，造成中醫所謂的血虛。而依照中醫的病理學，血虛往往從肝血虛開始。提到肝血虛，許多人可能會聯想到疲累、臉色差等常聽到的症狀，然而，肝血虛一開始在小孩子身上的反應並不一樣，反而比較像汽車的冷卻水不足，導致引擎過熱，孩子就顯得比較躁動、心急、容易生氣等等；同時，到了晚上該睡覺、中醫認爲血要歸肝的時候，整個入睡過程不順暢，導致孩子難以入睡，即使睡著了，也是翻來翻去，睡不安穩。

而中醫有所謂的肝剋脾，肝臟不好，會影響脾臟，讓脾臟負責管理的消化吸收功能下降，即使孩子的胃口沒有明顯差別，實質上吸收到體內的營養卻變差了，讓肝血進一步往下掉。如此惡性循環，肝脾越來越差，不僅導致睡眠問題越來越嚴重，也會冒出許多其他問題。譬如，臨床上我幫助過不少注意力不足過動症（Attention-Deficit Hyperactivity Disorder，ＡＤＨＤ）的孩子，很大一部分就是像這樣脾和肝互相影響而來的。

面對這樣的生理狀況，中醫治療並不太難，譬如結合「小建中湯」*強脾的效用，以及「酸棗仁湯」*引血歸肝的功能，效果往往挺好的。臨床上，即使一些孩子已經服用過動症的西藥好幾年，接受這樣的治療不但睡眠變好了，也幾乎完全不再有過動症的表現，不再需要服用西藥。

當然，不是睡不好就服用小建中湯加酸棗仁湯，還是應該找專業中醫師看診，了解問題的根源所在。

重點是，睡眠在孩子的成長過程中非常重要，父母不要把優先順序搞錯了。無論是溺愛孩子、期望孩子出類拔萃，或者不好好約束自己的生活習慣等，犧牲了孩子的睡眠時間，換回來的，會是長時期的負面影響。

第九章

食欲不好

食欲，或者擴大爲整個飲食習慣，可能是對小孩子健康最長遠的影響因素。近來美國有個很熱門的討論話題，就是食品工業過去幾十年一直操控著許多醫學研究，對大眾健康產生大量負面影響。譬如，美國糖業花很多經費讓社會大眾把注意力放在膽固醇，而忽略精製糖及相關糖業產品對健康的重大影響。這種事情不斷發生，每天打開報章雜誌，都會看到醫學研究說某某食物對健康的好壞，一下子說咖啡對身體好，一下子說咖啡對身體不好；一下子說紅酒對身體好，一下子說紅酒對身體不好。絕大多數的食物類醫學研究都不可信賴，大多是由廠商贊助，研究對象數目、時間、控制因素等也非常粗糙，連很多臨床醫師都搞不清楚，對病人亂解釋。

上一章提到，美國農業部經過十多年的研究與追蹤，總算承認每天吃高膽固醇食物和體內膽固醇過高沒有關係，以前說每天不能吃超過兩顆蛋，現在說一天吃二十顆也沒問題。同樣地，最新研究也改口說豬油是最好的食用油、天然的糖分不會造成或加重糖尿病、過多維他命C及其他抗氧化劑會導致癌症等等。現在又有些研究說紅肉造成癌症，害得很多人不敢吃紅肉，但很可能幾年後又有新研究推翻這樣的說法。何況在中醫臨床上看來，那些完全避免紅肉的人大多血虛，導致心陽不足，反而可能讓身體過寒而增加得癌症的機率。

總而言之，人是雜食動物，從中醫的觀點而言，選擇天然食物，什麼都吃，什麼都不吃太多，盡可能減少攝取加工食品，才是最好的飲食習慣。

食欲不好的幾種狀況

言歸正傳，小孩子食欲不好，通常分幾種情況。

第一種是**想吃，但吃幾口胃就不舒服，覺得很撐**。中醫認爲，一般情況下，有沒有食欲在於脾，能不能消化在於胃，所以這種想吃卻吃不下的情況，多半和胃寒有關，在年紀很小的孩子身上，常常會看到兩道眉毛中間，印堂下面一點點，鼻子根部的地方，有發青現象。這種胃寒不一定只發生在常吃冰的小孩身上，有些孩子身體本來就比較弱，常常感冒，一感冒爸爸媽媽就很著急地給他服用抗生素、感冒藥等等，導致身體偏寒，胃氣減弱，這時就很容易胃寒。既然是胃寒，那就得溫胃，從簡單的一點點薑湯、「理中湯」*，到比較強一些的「附子理中湯」*等等；如果伴隨乾嘔，加一點點吳茱萸等，很容易就可以解決。重點在於平時加強身體健康、多運動、少服用西藥。

第二種情況是**沒有食欲，但硬要他吃，還是吃得下**（這裡先排除偏食，等一下再討論）。如前面提到的，沒有食欲卻吃得下，比較是脾的問題，一般情況下，「小建中湯」*等健脾的方劑就可以提高食欲。然而有另外一種情況，卻可能是父母造成的，那就是小孩子壓力太大。很多爸爸媽媽，特別是亞洲的爸爸媽媽，很急著要孩子「贏在起跑點」，即使表面上不明講，卻在和孩子互動時，不知不覺造成小孩很大的壓力，導致孩子肝不好。肝不好不見得會馬上出現什麼現象，但中醫認爲「木剋土」，也就是肝不好會影響到脾，而第一個表現出來的往往就是食欲不好。這時的治療得從肝下手，父母和孩子的互動也必須改變，才能眞的解決問題。

第三種情況是**既沒有食欲，也無法硬吃下去**，這就代表胃和脾都受到影響。不一定是什麼大問題，小孩子感冒的時候常常會有這種現象。如果孩子沒感冒，也沒有其他方面的症狀，那通常就以健脾為主，食欲慢慢增加以後，胃的消化功能通常也會提升。當然，這裡把問題簡單化了，最好還是帶孩子去看專業的中醫師。

第四種情況是**偏食**，喜歡吃的就吃很多，不喜歡吃的就吃不下。小孩偏食絕大多數是父母的問題，我在臨床治療上看過很多讓人難以相信的例子，譬如有個小孩不願意吃正餐，只願意吃餅乾，爸爸媽媽怕他餓，竟然讓他三年都只吃餅乾當三餐！我問他們為什麼不要求孩子吃正餐，他們說小孩不聽；問他們為什麼就不能不給他正餐以外的食物，他們說怕小孩餓。於是我問他們，有沒有試過讓孩子餓一餓，沒有餅乾吃，就非得吃正餐？他們說一天都沒有，而且即使這樣做，祖父母也會偷偷拿餅乾給他吃！像這樣的管教方式，孩子身體被搞壞了，要怪誰呢？

小孩子的飲食偏好，雖然天生有一些些差別，絕大部分是被父母「訓練」出來的，也就是一般講的「習得的味覺」（learned taste）。拿大人自己做例子，大部分的人第一次喝咖啡、喝紅酒，都會覺得難喝得要命，很少有人第一次喝就覺得好喝的，那為什麼要繼續喝？或許是為了一種心情，或許是享受生活品味，或許是太累了想提神，不管是什麼原因讓你繼續喝咖啡、喝紅酒，幾次下來，人的頭腦就會開始建構「習得的味覺」，特別是每次喝咖啡、喝紅酒都有種「美好人生」的感覺，這個

「習得的味覺」便會更加強烈，慢慢地就從不喜歡喝咖啡喝紅酒，變成喝咖啡喝紅酒的專家！

換句話說，小孩子的偏食，是可以改過來的。不一定要硬逼，或是和小孩談什麼條件，只要爸爸媽媽在平靜的氣氛下堅持，同時讓美好用餐的感覺與孩子比較不願意吃的食物掛上鉤，慢慢地，小孩子的飲食習慣可以改善很多。好的飲食習慣可以幫助孩子一輩子，不好的飲食習慣則會拖累小孩一輩子，你是害了他，不是寵愛他。

如果孩子食欲太好怎麼辦？有的小孩吃很多，變得很胖，有的吃很多卻還是很瘦小。這兩種情況都有問題，我們下一章來討論。

第十章
食欲太好

有些小孩子吃得很多，或許是正餐吃的分量是一般小孩子的兩、三倍，或許是剛剛吃完晚飯又餓，或許是正餐之間不斷吃零食，這些都是不正常的。在進入中醫方面的討論前，我們先探討一個嚴重的社會現象。目前在很多國家都看到過胖的問題日趨嚴重，譬如在加州常常看到很胖很胖的小孩，爲什麼？這些家庭的父母自己的飲食習慣就不好，孩子也多，爲了省錢，常常讓小孩吃便宜又大碗的速食及加工食品。這些餐點可以很快塡飽肚子，但營養成分非常低，小孩子很快就餓，吵著要再吃，增加了父母的負擔，父母自然也就更偏向選擇便宜又大碗的食物。如此惡性循環，小孩子的胃越撐越大，卻沒有吸收到什麼好的營養，體內反而堆積了很多油脂及廢物，也傷害到肝臟等等，越來越胖。

換句話說，**如果孩子食欲太好，首先要做的就是重新審視小孩吃的東西**。如果小孩吃的東西偏向「便宜又大碗」，或是高度加工過「昂貴又精緻」的食品，那麼就得先改掉這些不好的飲食習慣，不然看醫生也是白看。

如果孩子吃的食物都很正常，那麼就得從病理上來討論。

食欲太好的病理原因

食欲太好，最常見的原因是「胃火太大」。不過，絕大多數亞洲小孩的「胃火太大」是「虛火」，而不是像某些種族天賦異稟，從小就體格超級強健，每天需要大量的卡路里來支持身體的運作。小孩子胃的虛火，主要來自腹部中下方積濕比較多，胃火無法順利下行，只好反逆而上，導致剛吃飽又覺得餓。一開始可能只是感覺到餓，眞的要再多吃東西不一定吃得下，但慢慢地，胃會被撐大，習慣過量的食物累積在胃裡，於是變得眞的很能吃，也習慣了吃飽後沒多久又要再吃。

爲什麼會有少腹積濕比較多的現象？這章一開始討論的垃圾食物吃太多是一個原因，另外常見的原因包括冰的或生冷食物吃太多、乳製品吃太多、吃宵夜、運動太少等等。乳製品的好壞處一直有爭論，但中醫認爲這類製品吃太多會造成脾濕，增加脾的負擔而導致脾虛。脾虛久了，體內水的運化變得很差，除了少腹積濕以外，常見的是身體浮腫，即使看起來好像很壯，其實力氣根本不大。另外，脾虛久了，得糖尿病的可能性大增，其實是得不償失的。

然而，同樣是食欲太好，有的小孩子吃很多變得很胖，有的吃很多卻還是很瘦小，爲什麼會有這樣的差別？

吃多變胖大概不太需要解釋，吃得多卻仍很瘦小，主要原因則是吸收功能不好。前面提過，中醫認爲脾臟主吸收，當胃的虛火很大、脾臟吸收功能很差時，會吃很多卻不長肉。至於爲什麼同樣是「脾虛」，有的是水腫嚴重，有的卻變得很瘦，甚至肌肉流失？這就得進入比較全面的討論，要看病人身體的整體運作、五臟六腑其他的問題、生活及飲食習慣等等。也就是說，中醫所謂的「脾虛」「氣虛」「血虛」等，只是非常粗淺的概稱，不是診斷出什麼虛就結束了，那只是診斷治療的開始而已。

坊間許多中醫師喜歡用這樣的概稱來解釋病情，每個病人來都是這個虛那個虛的，搞得很多病人一開口就問：「醫生，我是氣虛還是血虛？」很明顯的，「脾虛而水腫嚴重」和「脾虛而肌肉流失」很不一樣，而我們也可以列舉出許多和脾虛有關的問題，譬如糖尿病、靜脈曲張、靜脈瘤、深層靜脈血栓、傷口無法癒合、血癌、重症肌無力、皮膚紫癜、癲癇等等，這麼多問題難道都只用「脾虛」兩個字來解釋，都用一樣的方劑來治療「脾虛」？所以，下一次帶孩子去看中醫，聽到醫生只告訴你小孩子是這個虛那個虛時，記得多問一問。如果這個中醫師沒有好好解釋清楚，或許是他太忙了，沒辦法多花些時間在你們身上，也或許是他自己也搞不清楚這個虛那個虛的，反正開些補血補氣的藥，病人多少會好一些！

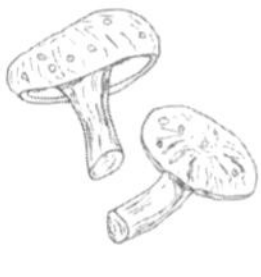

第十一章

經痛、月經不調

少女們到了青春期，開始有月經，卻不一定好意思和媽媽阿姨討論月經的問題，而很多女性長輩也對醫學不夠了解，只能把從報章雜誌看來的東西轉述給懵懵懂懂的少女。至於要爸爸和女兒討論月經問題，那就更困難了。

在討論月經常見的問題前，得先了解中醫生理學對月經運作的解釋。中醫認爲，女人七年一個階段，到了虛歲十四歲時，《黃帝內經》說「二七，而天癸至，任脈通，太衝脈盛，月事以時下，故有子」，也就是青春期開始有月經；而到了虛歲四十九歲時，「七七，任脈虛，太衝脈衰少，天癸竭，地道不通，故形壞而無子也」，也就是進入了更年期，月經逐漸停止。

依據中醫生理學，在二十八天的正常月經週期裡，乳汁漸漸充盈，乳房漸漸脹大。到了現代醫學說的排卵期左右，心陽把乳汁往下推行，沿著衝脈、任脈、足陽明胃經推到子宮；子宮有肝血的支持，又受熱於小腸，將乳汁轉化爲經血，累積到一個階段後開始排出體外，也就是月經。月經排盡後，這個乳汁充盈而下行的過程又再度開始，形成了正常月經的二十八天循環週期。

各種月經問題解析

爲什麼會有**經痛**、**月經不調**等月經問題呢？當然就是因爲上述的循環週期無法順利運行。譬如，痛是因爲壓力的產生，乳汁下行的過程受到阻力，就會產生痛感。如果乳房有以前的乳汁殘留，或者有什麼病變，那麼乳汁充盈下行時，乳房會有異常的脹痛，甚至摸得出硬塊，月經來了又消掉。如果下腹寒濕重，或者有血瘀阻塞，乳汁到達子宮時會受到阻礙，導致下腹部位的月經痛，這個疼痛可以嚴重到讓人在地上打滾。而不論是在乳房還是下腹受到阻力，心火都有可能反逆，沿著足陽明胃經到臉部，使得一些女孩子在月經來前發了許多青春痘，特別是兩顴及下巴，月經來了以後又消掉不少。

至於**月經延遲**，三十幾、四十幾天，甚至好幾個月才來一次，又是爲什麼？除了特殊情況如腫瘤等，月經延遲是因爲上述循環週期的條件不良，譬如心陽不足、中間有阻礙、肝血不足、小腸不夠熱等等，導致整個循環拖長許多。

那麼**月經提前**，不到二十五天就來，是不是代表循環週期的條件太好了？這倒不是，除了少部分病人是下腹偏熱，大多數病人都是脾氣虛、中氣下陷，就好像本來水庫蓄水到某個水量才洩洪，現在虛掉了，無法維持這個蓄水需要的能量，導致水庫蓄水不到標準就控制不住而洩洪。

而**月經一下提前、一下延後**，又是什麼原因？這就複雜一些了，通常和肝臟有關，肝鬱、肝血不足等肝臟問題，會導致經期混亂。另外，如果少腹寒濕重，可能導致現代醫學所謂的卵巢病變，而因爲左右卵巢是交替排卵，也會造成某種程度的經期混亂。

當青春期的女兒遇到經痛、月經不調等問題時，最好找個中醫師仔細看診治療，而不是因爲自己年輕時也經痛、經期不規律，就覺得那是青少女不可避免的，只能靠止痛藥、避孕藥來撐過去。

其實自己不難檢視一下到底是哪個環節造成的問題，譬如每天喝冷飲或珍珠奶茶、吃很多生菜沙拉等等，舌頭上盡是白白的舌苔，代表寒濕重，這種情況下會經痛也不太奇怪；常常熬夜、很晚才睡，整天抓著手機不放，Line、Instagram、微信、抖音看到眼睛都虛了，稍稍提醒一下，她就很不高興，那麼肝血可能早就不足了；平時手腳冰冷，又不常運動，心陽可能不足了；每次月經來前，臉上就冒出許多青春痘，或者兩顴通紅，心陽反逆的現象已經很明顯了。另外，一般而言，青少女不太會有乳汁殘留或乳房病變，通常比較少月經前乳房脹痛的現象，但這裡說的中醫生理及病理學，對成人一樣適用，三、四十歲的女人如果月經前乳房脹痛明顯，應該盡快找中醫師看診，避免漸漸演變成腫瘤或其他問題。

結論是，中醫治療經痛、月經不調等問題的效果良好，不少婦產科西醫自己，或是太太、女兒都是我的病人，許多西醫治不好的月經問題，在中醫上不難解決。重點是要教育下一代正確的生活習慣。現在許多年輕女士連自己的月經上次是哪天來的、月經週期多長都不知道，老一代的基本常識就更不用說了。另外，一些西醫大肆宣傳喝冰水對身體沒有壞處，那麼你可以試一試，自己或太太、女兒月經快來的那幾天喝大量冰水，連續幾個月經週期後，看看你會不會非常後悔。

第十二章

妥瑞症

越來越多小孩子會無緣無故眨眼睛、歪嘴、敲打桌子等等，臨床上還看過小孩在學校上課時會突然大叫、罵髒話、比中指！這些行爲讓父母非常頭大，每次提醒，甚至責罵，小孩還是三不五時做出這些古怪的行爲，好像故意找爸爸媽媽麻煩似地，往往讓親子關係變得很糟糕。

許多父母不知道這其實很可能是孩子身體的問題。妥瑞症（Tourette Syndrome / Tics）是一種神經失常的疾病，病人會有不自主的重複動作或發聲等。西醫認爲可能是多巴胺受體異常反應所引起，但多年下來，西醫依然沒有良好的治療方法。

然而，妥瑞症對中醫來說並不是什麼難治療的疾病。

基本上，妥瑞症爲痰飲、水飲在腦部累積，無法及時正常排出，導致大腦異常放電。這和癲癇類似，但程度輕很多，放電程度只有微微的刺激，讓病人想做某些動作，當被旁人提醒，自己可以控制住。爲什麼會這樣？通常和脾家虛弱，無法順利管理水道運作，廢水回收出了些小差錯有關。

中醫怎麼治療？一般而言，以健脾利水爲主，再加些祛痰的中藥。另外，爲了避免壓力大、緊張時，大腦處於比較緊繃的狀態，通常會一併使用一些補肝血及安神的中藥。這樣的中醫治療方式效果很好，治療時間也不需要太長。換句話說，孩子常常做一些怪動作、發出怪聲音時，不要急著責罵，要多去了解背後的原因，並且帶孩子去找中醫師看診，看看孩子的身體究竟有什麼問題。

許多人不相信中醫可以治癒各種疾病，那些西醫治不好的病就更不用說了。然而，當人們眞的看到中醫卓越的臨床療效時，除非是利益遮住了良心、愚痴擋住了學習，否則都會對中醫驚豔讚歎不已。西醫沒有良好治療辦法的疾病，中醫卻往往可以四兩撥千斤，使用很普通便宜的藥材即可短時間內解決，妥瑞症就是很好的例子。

第二部　外力與其他因素影響

第一章 視力減退

隨著電子產品大量普及，社群媒體取代了傳統報章雜誌，網路遊戲越來越引人入勝，不用說孩子的視力快速減退，就連大人也提早老花眼、青光眼、白內障！

爲什麼會如此？我們可以結合中西醫的角度來說明。電子產品的螢幕，在競爭的推動下，爲了提高解析度和畫面觀感，每個發光點越做越小，也更加光亮，而其中的主要關鍵在於藍光的亮度。電子產品發出的藍光，已經被許多研究認定會傷害眼睛，也會間接影響大腦運作而導致失眠等健康問題。特別是很多大人小孩喜歡在黯淡的光線下刷手機或打遊戲，這時瞳孔是放大的，視網膜受到強度過高的光線刺激，非常容易受傷害，爲以後黃斑症、視網膜剝離等問題埋下了病根。

而中醫認爲肝開竅在眼，眼睛之所以能視物，得靠肝血來支持運作。長時間盯著螢幕看，不僅耗損肝血，更讓肝血無法及時有效地滋潤眼睛，導致眼睛損傷。另外，中醫認爲「肝藏魂」，長時間刷手機，孩子的眼睛看起來瞇瞇虛虛的，一副魂不守舍的樣子，中醫望聞問切四診的「望神」打折了一大半！

既然中醫認爲肝開竅在眼睛，除了使用電子產品外，其他對肝臟不好的生活及飲食習慣，也都會影響到視力，譬如太晚睡覺、補血的食物吃太少、吃很多有化學添加物的零食等等。另外，中醫認爲生理影響心理，心理也影響生理，如果孩子很容易生氣和煩躁，會損害到肝臟，而肝臟受損後，就更容易生氣和煩躁。這時最好尋求專業中醫師的幫忙，而不只是抱怨爲什麼孩子的脾氣那麼不好。

那平時該如何幫忙改善孩子的視力？首要任務是**減少使用電子產品的時間**，以及**維持良好的生活習慣**。接下來，可以提醒孩子**做簡單的眼球運動**：眼球順時針轉幾圈，再逆時針轉幾圈；轉完眼球，可以注視遠方一百公尺以外的物件半分鐘，再注視眼前半公尺不到的物件半分鐘。如此轉動眼球及遠近注視交替做個十幾、二十次，每天重複練習幾回，不到幾週，視力就會有所改善。

另外，中醫有許多對視力有幫助的穴位，譬如「睛明」★、「攢竹」★、「絲竹空」★、「太陽」★、「陽白透魚腰」★、「光明」★等等。不過，下針得找專業中醫師幫忙，而年紀小的孩子或許會害怕下針，每週強迫孩子去，可能不是最好的辦法。

有些父母可能會問，那自己按壓穴位如何？自己按壓會有些作用，不過，如果用按摩的方式，最簡單方便的不是按這些穴位，而是沿著眼眶內緣按摩。可以用手指隔著眼皮輕輕按入眼眶內緣，然後沿著內緣慢慢左右按摩，一個點按幾次後，再沿著眼眶內緣移動，以同樣的方式繼續按摩下一個點，把眼眶內緣都按摩過一遍。

像這樣每天幫孩子按摩兩個眼睛的眼眶內緣，幾週下來，孩子的視力會大幅改善。這也是一個提升親子關係的機會，爸爸媽媽幫孩子按摩眼睛時，可以順便講講故事，或者和孩子談心，聽聽他們心裡的話，孩子會覺得很溫馨，也深深感受到爸爸媽媽的愛。

第二章 冰冷飲食

每隔一陣子，網路上就會掀起筆戰，西醫為主的一派會說冰冷飲食對身體沒有壞處，中醫為主的另一派則說冰冷飲食對身體有深遠的影響。主張冰冷飲食沒有壞處的一方，會強調「沒有科學證據」；主張冰冷飲食有壞處的，則強調「中醫所謂的寒」。這個問題對養兒育女有不少影響，我們就來討論討論。

首先，我們來探討一下所謂的「沒有科學證據」。這樣的說詞常常被拿來作為辯論的邏輯，把「沒有科學證據」當成「就是錯的」，但這是真的嗎？所謂科學證據，得先要有人想到這個問題，願意花時間、花精力、花錢去研究。如果西方醫學在發展過程中沒有強調「寒熱」的觀念，又怎麼會有大量相關的臨床研究？然而，西醫真的沒有針對這個問題的研究嗎？其實，早在一九七〇年代就已經有些粗淺的研究，譬如在美國國家醫學中心資料庫可以找到一篇一九七八年的論文，題目為：「飲用熱水、冷水和雞湯對鼻黏液速度及鼻氣流阻力的影響」（*Effects of drinking hot water, cold water, and chicken soup on nasal mucus velocity and nasal airflow resistance*）。這個研究指出，飲用冷水會使鼻黏膜變厚，讓空氣更難通過呼吸道；相較之下，喝熱水或雞湯可以讓鼻黏膜變薄，幫助人們輕鬆呼吸，因此建議在感冒期間不要喝冷水，免得讓鼻塞更嚴重。很有意思吧，竟然有人做這樣的研究，而這其實和中醫所謂的「寒濕」不謀而合，濕在鼻腔，當然就鼻塞嚴重了。

其他還有許多可以引用的醫學研究，我們就不一一討論。所以，不是沒有科學證據，而是這方面的研究和其他熱門題材（如基因工程等）相比，確實少了很多，但認眞去找還是可以找到許多科學證據。當然，這並不是說我們可以用有沒有科學證據來完全斷定一件事情的正確與否，很多時候那只能代表研究的熱門方向，以及贊助方是不是有利可圖。

那麼，冰冷飲食對人體到底有什麼影響？

冰冷飲食的分類

冰冷飲食分為兩類，一類是「溫度冷」，另一類是「性質冷」。**溫度冷**比較容易了解，譬如冰水。水對人體很重要，也沒什麼特別的偏性，所以水本身不是問題，而是冰水的溫度太低。這樣冰冷的東西進入腸胃道，需要耗損人體許多能量來把腸胃道的溫度調整回來，以中醫的說法就是短暫地損耗胃氣、損耗心臟移轉到小腸的熱。如果你身體強健、胃氣十足，這樣的損耗或許沒什麼大不了，休息一下就可以恢復；但如果你不是那麼身強體壯，或者長期如此損耗自己的身體，那麼你的胃氣就會大幅下降，小腸溫度不足，由小腸負責加溫的中下焦器官也就開始功能下降，導致許多可能的健康問題，譬如子宮寒冷而有肌瘤，或者攝護腺寒冷而肥大等等。

有人會問，這種對冰水的負面評價，似乎只在華人的文化裡，許多外國人，尤其是美國人，特別喜歡喝冰水，為什麼他們沒有那麼多健康問題？

其實，這是個誤解。一般美國人確實每天喝許多冷飲，三餐還配上加滿冰塊的水，然而，美國人普遍嚴重肥胖，同時衰老得很快，許多美國人你以為七老八十了，其實可能比你年輕。另一方面，真正重視體能的美國人，是很小心飲食的。我是潛水教練專業協會（PADI）認證的潛水長，也熱中於攀岩，還有許多奧林匹克運動員等級的朋友及病人。在這些積極運動的圈子裡，很少人吃垃圾食物，很少人沒事在外面吹冷風，也越來越多人開始避免喝冰水，因爲他們自己的身體可以體會到，少損耗一分體能，就多一分體能表現在運動上。

如果這樣解釋你還是不能理解，那麼我們來做一個簡單的實驗：去泡個很熱很熱的熱水澡，在泡澡的同時喝很冰很冰的冰水，看看你有什麼感受。不管你多麼身強體壯，我保證你馬上會感受到胃不舒服、整個人不對勁。這不是很奇怪嗎？明明身體泡得熱呼呼的，喝冰水來降溫應該很舒暢才對，爲什麼反而會不舒服呢？因爲不管你多麼強壯、胃氣多麼強，當身體泡在很熱很熱的熱水裡時，大量的陽氣會往體表走，發散出去。這時護守胃及其他內臟的陽氣會大幅減少，在這種情況下喝很冰很冰的冰水，你自然就很能體會到寒涼傷胃的感覺。這也是爲什麼老一輩的人會說「夏天吃薑」，因爲夏天熱，陽氣發散在外，護守中下焦的陽氣少，適當吃一些薑可以避免夏天冷飲冷食對胃的影響。

另一類冰冷飲食是**性質冷**。西方醫學在這方面的研究偏向特定化學成分對身體的影響，對食物或草藥「寒熱」的研究就更少了，因爲除非是附子、石膏等大熱大寒的中藥材，一般食物的寒熱對身體的影響不是短時間能反應出來的。就因爲性質冷對身體的影響不像溫度冷那麼快表現出來，一般而言，如果吃不多，加上平時注意其他飲食的配合，問題可能不大。然而，如果長時間吃性質冷的食物，就無法像溫度冷那樣，單單依靠身強體壯、胃氣強來化解，它的影響反而比較長久深遠，特別是寒濕的長年累積，非常不容易改善。譬如感冒了，許多人買感冒糖漿來服用，或者中國大陸流行喝板藍根沖劑，說板藍根可以清熱、解毒、消炎，結果咽喉不適似乎好了一些，身體卻變得更寒了，下一次感冒季節，這些人一定不缺席。

回到養兒育女的中醫知識這個主題。現代生活中有太多太多冰冷飲食的誘惑，冰水、珍珠奶茶、冰淇淋、汽水，加上連大人都誤以爲對人體好處多多的生鮮蔬果汁、生菜沙拉等等，小孩子很容易被誤導到不健康的飲食習慣。做父母的得趁早多花些時間及精力來灌輸他們正確的觀念，在孩子的飲食習慣還沒有完全形成前，把他們導往正確的方向。

當然，即使是垃圾食物等級的冰冷飲食，在日常生活中也不可能完全避免，畢竟連大人都會嘴饞，何況小孩子？所以，適當地「放水」，偶爾放寬，享受一下嘴饞的快感，並無傷大雅。只要孩子知道冰冷飲食的壞處，知道適可而止，做父母的也不需要每次都和孩子吵到不行，破壞了親子關係。

第三章

沉迷於手機及電玩

現在大部分的人每天花很多時間在電腦、手機、平板電腦等裝置上，Facebook、Instagram、YouTube、Line、微信、抖音、各種多人電子遊戲等等，這對大人的負面影響已經很嚴重了，對小孩及青少年的傷害更是令人擔心。雖然手機及電玩是現代產物，中醫本來對沉迷於手機及電玩的壞處並沒有著墨，我們依然可以從中醫理論及大量臨床經驗來找到關聯及治療方向。

首先從臨床觀察到的現象來討論。花很多時間玩手機及電玩的人，共同的健康問題是：注意力變差、對事情的關注變窄小，脾氣變差、耐心下降、身體抵抗力下降、感冒變頻繁、睡眠品質下降、頻尿、思考力變差、視力改變、對新鮮事物的興趣下降、早晨食欲減少、肩頸痛、手指手腕手肘不適、焦慮、成癮難戒等等。

這些症狀後面有許多複雜的生理及心理因素，簡化來探討時，絕大多數都可以從肝臟開始推敲。中醫認爲，肝開竅在眼，眼睛之所以能看東西，是依靠肝血來滋潤，長時間注視小小的螢幕，特別是藍光強烈的手機及平板電腦，非常耗損眼力，導致肝血不足。肝血虛了以後，又因爲長時間專注在螢幕，身體缺乏運動，加上無論是打電玩的求勝緊張，還是在社群媒體尋求他人認同的期待壓力，導致肝氣鬱結。這時，上述的脾氣變差、耐心下降、身體抵抗力下降等症狀開始冒出來。而肝臟又直接影響到脾臟、心臟、腎臟等其他內臟，一個拖累一個，惡性循環下，就開始出現更多的生理及心理問題。

生理上的問題，許多讀者大概都猜得出來；至於心理問題，中醫認爲生理和心理是相連的，生理問題會導致心理問題。譬如，肝血虛了，「水生木」的腎臟會來支援，長久下來，腎臟自己也會虛掉；而腎臟主「恐」、主「志」，腎虛了，會讓人缺乏志向，沉迷於手機及電玩的小孩及青少年會漠視學校功課及考試，對自己的前途無所謂，父母出面管教時，他們會非常不耐煩，也聽不進去，寧可把自己鎖在房間裡看手機、打電動。

這樣的壞習慣爲什麼如此難以改變？中醫認爲，各種很難戒掉的癮，無論是菸癮、毒癮，或是這裡討論的沉迷於手機及電玩的癮，都和肝鬱有積相關，當肝臟功能下降時，這樣的癮也會越陷越深。這個問題嚴重到許多國家都有專門幫助青少年遠離3C產品的夏令營，法國也已正式立法規定中小學生不准在學校使用智慧型手機。

孩子沉迷於手機及電玩，中醫這樣解

回到養兒育女這個主題，做父母的要如何幫助孩子遠離手機及電玩？除了大家熟知的事項，譬如早睡早起、多運動、多去戶外走走，有兩件事值得認眞去做。

第一，**父母自己要以身作則**。很多爸爸媽媽罵小孩一天到晚玩手機、打電動，自己吃飯或開車時，卻也一直看手機、上臉書；到了任何地方、去了任何餐廳，都先急著照相打卡，而非眞實地融入當下，享受實質的感受。在這種情況下，孩子是不可能放下手機、電玩的，更別說和父母深入聊聊在學校及生活中遇到的喜怒哀樂。

第二，**要加強清肝、補肝血**。一般而言，飲食均衡、不偏食、不吃垃圾食物，就有很大的功效。然而，如果已經成癮嚴重，就得尋求專業中醫師的幫忙，利用中藥來清肝、補肝血，把惡性循環的過程打斷，轉爲良性循環，如此一來，想要改變行爲才會事半功倍。

還有一點要注意。現在越來越多爸爸媽媽爲了一時方便，拿手機或平板電腦來安撫孩子，讓孩子不要打擾自己談話或做事；也有許多父母拿玩手機的時間來獎勵孩子，譬如「你好好練鋼琴半小時，我就讓你玩手機半小時」「你把青菜吃掉，等一下讓你上網打遊戲」等等。這其實是不良的教育行爲。首先，父母應該解釋爲什麼要練鋼琴、吃青菜，讓孩子了解其中的道理，而不是用利益交換來引導他。利益交換非但不能讓孩子理解哪些行爲對他的人生有益、哪些行爲有壞處，更是一種錯誤的示範，讓他覺得那些明明是他該對自己負責的事，都得從他人那裡得到其他好處才去做。其次，這樣的利益交換會讓孩子更加認定玩手機、打遊戲是一種獎勵他的好事情，也讓他連結到幸福快樂，那麼父母之後如果想要限制孩子，他會下意識地質疑，爸爸媽媽爲什麼要限制他追求這樣的「幸福快樂」？本來的獎勵爲什麼變成了壞習慣？這樣一來，父母和孩子之間的衝突將不斷擴大。

簡言之，這些生活習慣及教育方式，都是從很微小的地方開始，慢慢累積成長期的習慣。父母要提早注意，也得不斷提醒自己，不要只圖一時的方便，也不要一天到晚盯著手機及電腦螢幕，以致孩子在潛移默化中認爲，如此的壞行爲沒什麼大不了。

第四章

青春期叛逆

隨著孩子長大，他們逐漸建立自己對各種事情的看法，不再覺得父母是他們尋求答案的主要來源，甚至開始懷疑父母做事的正確性。這個時候不要太驚訝，這本來就是生命成長的必要過程，從依賴父母到獨立生活，父母的角色從直接給孩子各種問題的答案，轉變成協助他們以自己的方式找到滿意的答案。

然而，說得容易，做起來難。這個階段的大孩子，除了面對青春期的生理改變，課業競爭、朋友的認同、對愛情的懵懂好奇、人生方向的迷惘等，都讓他們覺得大人不懂自己的世界，爸爸媽媽的言語總顯得那麼聒噪。另一方面，相對於孩子很小的時候，這個階段往往是父母自己的事業起步，卻又離退休還很遠，在職場不上不下，承受了最大工作壓力的時期。即使是全職在家照顧孩子的父母，也已經張羅家裡大大小小的事情好多年了，倦怠感激增。而有些爸爸媽媽這時還得面對自己的父母開始明顯衰老、病痛增加，於是除了照顧小的，還得照顧老的，人生壓力無比龐大。

換句話說，孩子的迷惘和父母的壓力，全都混雜在一起，把整個家搞得昏頭轉向。孩子不願意聽爸爸媽媽說話，爸爸媽媽也懶得好言溝通，如同兩軍對峙，戰事一觸即發。如果爸爸和媽媽教養孩子的理念及方式差異很大，那麼就不只是兩軍對峙，而是三方劍拔弩張，父母自己可能都吵得沒完沒了，又怎麼有心思及能力來當孩子的生活教練？

怎麼辦？最好的解決辦法，當然是防範未然，從孩子很小的時候就開始和他們充分溝通，建立良好的親子關係——這部分後面的章節會再討論。然而，這樣的說法對許多父母而言是事後諸葛，於事無補，畢竟會想要探討青春期叛逆的父母，多半是已經面臨這樣的問題，如果和孩子相處得很好，大概不會關心這個話題。

中醫可以提供良好的解決方案，臨床上我幫助過很多有這類問題的家庭。之前已經提過，依據中醫理論及實際臨床經驗，生理影響心理，心理影響生理。肝心脾肺腎，各主怒喜思悲恐，病人情緒的表現，爲中醫師提供了臟腑問題相關線索，而臟腑問題也能讓中醫師像算命師一樣，準確猜出病人情緒上的表現，譬如常生氣、膽小心驚、做事拖拖拉拉、思路雜亂、志向短小等等。因此，中醫對這種焦慮、壓力大、叛逆引起的家庭不合，是從**生理層面**下手，提升身體健康，心理就會好一些，與人互動的反饋也會好一點點；而這樣的心理進步，會讓身體再好一些些，進而又讓心理好一點點。如此良性循環，逐漸改善心情，不再認爲對方在找自己麻煩，聽到對方的話，也不再那麼刺耳，溝通自然順暢很多。

然而，解決這個問題最重要的關鍵，是父母先開始反思和治療。一方面，如果父母自己心浮氣躁，就算孩子稍稍有所改進，也馬上被父母的態度打回原點；另一方面，孩子沒有看到父母的改變，只是被強押到中醫診所就診，很難心服口服地配合服用中藥，反而加大了和父母之間的鴻溝。

中醫不只是治病，而是追求身心健康的生活。許多心情及行爲問題，其實是反映了身體內部健康狀態。當青春期的孩子表現出焦慮、壓力、不安、叛逆時，不要急著責備他們。先找個專業中醫師，檢視自己及孩子五臟六腑的健康狀況，了解身心互動的關係；等中醫治療一段時間後，你會發現，和青春期兒女的溝通變得容易許多，自己也比較能平心靜氣地理解孩子的想法。

第五章

過動

很多父母對孩子過於好動感到頭痛，譬如出去外面用餐時，小孩子吃一吃就要起來走走；上課時無法安靜聽課，讓老師得不斷提醒爸爸媽媽；晚上上床後不肯好好睡覺，非得東玩西玩拖個一小時才能入睡等等。在討論中醫對過動的觀點前，先從不同的角度來看一看。

有一天，我在外面用午餐，附近坐了一桌亞洲人，看起來是兩家人帶著小孩聚餐，大人穿著得體，看來是公司主管級的商業人士。其中一個小孩，大約八、九歲，一直不肯好好坐著吃飯，每幾分鐘就要起來跑一跑，一面跑還一面大叫，媽媽跟在後面追，拿小孩子沒辦法，看起來很尷尬。後來那個媽媽拿出iPhone讓孩子看卡通，那小孩才好不容易願意坐下了。然而另一個問題來了，那個媽媽把卡通的聲音開得很大，坐在附近的幾桌客人都面有難色，她卻好像在自己家裡一樣，毫不在乎地和同桌的朋友吃飯聊天。

我爲什麼提這個例子？很多讀者應該已經想到，如果父母自己都不能控制自身的言行舉止，在教養孩子方面當然會出問題。

但我想再往下深入一些。許多父母管教小孩的方式是「條例式」，一一列舉小孩子不應該做的事，譬如上課不能亂說話、逛街時不能自己跑掉、吃飯時不能把食物吐到桌子上等等，洋洋灑灑像六法全書一樣。當條文過多，孩子會覺得自己的自由被壓縮，動物本能就會被啓動，而想要有所「突破」，不斷在各方面測試大人容忍的極限。在大人眼裡，很多時候這就成了過動的行爲。

教養小孩的重點不是在約法三章，而是要讓孩子了解其中的意義。回頭看剛才提的例子，父母應該讓孩子充分了解爲什麼要尊重其他人，如果孩子能理解尊重他人的重要性，根本不需要一條一條列出在外面不能做什麼，他自己就應該知道哪些行爲不適宜。而當原則只有重要的幾項，剩下的讓孩子自己判斷，大人在旁適時指導，那麼孩子就不會覺得被約束、被限制自由，過動的現象也就會減少。**父母應該是「教練」，而不是「典獄長」**。

從上述例子再延伸出去。《美國醫學會小兒科期刊》刊登過一篇文章，認爲孩童發生注意力不足過動症的現象持續上升，和近年來作業不斷增加及太早開始學習各項課外技能有關。仔細想想，這和上述例子是同一個道理。作業太多，或者太早開始學習各項課外技能，對小孩子而言，就是各式各樣的約束，壓縮久了，自然得突破，於是就出現了不符合大人制約想法的言行舉止。

回頭來談中醫對過動的看法。

其實，上面兩個例子已經和中醫理論連結在一起了。小孩子的過動在中醫看來，大部分都是肝血不足、心血不足造成的虛火上升現象。一方面可能是像之前討論脾胃及睡眠時解釋過的，當脾胃吸收不良、飲食習慣很差或睡眠狀況不佳時，肝血是第一個受到影響的；另一方面，壓力及約束對肝的負面影響很大。當小孩子潛意識感受到壓力，行爲開始出現偏差，父母又以錯誤的方式管教，孩子的壓力更是往上增加，如此惡性循環，肝臟會受到損傷，導致肝血不足，而肝血不足就無法養心血，心血也變得不足，那麼孩子變得過動，甚至被西醫診斷爲注意力不足過動症，也就不足爲奇了。

過動症男女有別

臨床上，我幫助過不少過動症的小孩，絕大多數都是從脾、肝、心來下手治療。細節部分在前面討論睡眠時已經解釋過，就不重複了，這裡我倒是想花點時間討論過動症在性別上的差異。

根據美國的統計，與同年齡的小女孩相比，有兩到三倍的小男孩被診斷為注意力不足過動症；更驚人的是，約有九倍的小男孩被西醫診斷為「需要治療」。西醫對這樣的差異沒有很好的解釋，比較常見的看法是，小女孩不一定比較少有過動症，而是她們的行為表現和小男孩不同，很多時候不會被認為是過動，反而覺得是小女孩在撒嬌，因此被父母帶去就診的過動症小女孩就少很多。

這樣的解釋很牽強，我臨床上的觀察倒是和最新兒童教育學發現的有些相似。最新的兒童教育學認為媽媽的「個性穩定度」對小男孩的成長有很大的影響，對女孩的影響卻小很多。許多媽媽在照顧孩子時非常緊張，要小孩照著大人的指令一二三來做事，功課要這樣寫、玩具要那樣玩。當孩子有什麼奇怪的想法時，媽媽往往很嚴肅地告訴小孩應該這樣做、那樣做，孩子爬高一點，媽媽就緊張地大叫「危險，快下來」。最新的兒童教育學認爲這樣的「不穩定」對小男孩有很大的影響，媽媽越強勢，男孩越有行爲偏差及過動的可能；反而如果媽媽能放輕鬆，聽孩子說明自己的想法，放下強勢，學著說「這個我也不了解，你覺得怎麼樣」「你覺得你能爬那麼高而不掉下來，就去玩吧」，小男孩的成長會更順利、更穩定，肝血也就比較不會不足。

反過來說，或許爸爸的「個性穩定度」對小女孩的成長有比較大的影響。但是，因爲現在的社會結構還是以媽媽照顧小孩爲主，爸爸陪女兒的時間多半是休閒時的愉快相處，而非督促孩子注意言行舉止或做功課，因而在小女孩眼裡，爸爸總是「穩定的」，自然也就較少「壓力傷肝」，較少過動症。

另外，我想藉這個機會轉個話題。無論是小男孩或小女孩，成長的過程就是在探索這個世界，因此，「冒險犯難」是很重要的。而當他們自己還沒有能力及判斷力來獨自行動時，父母帶著他們一起冒險犯難，是非常好的教育過程。譬如，從比較一般的登山、去陌生國家自由旅行（非跟旅行團），到刺激一點的攀岩、泛舟、滑索、洞穴探險、衝浪、潛水，甚至比較有挑戰性的空手搏擊、防身武器的使用等等，這些其實都是在培養孩子的責任心、自信心、自我控制，以及尊重自然與所有生命，對小孩的人格及能力養成非常有幫助。然而在華人家庭裡，絕大多數的媽媽自己可能都不喜歡、也不願意去從事這些「冒險犯難」，因此，這個責任就落在爸爸身上；換句話說，小孩子平時的上學、課外活動、食衣住行可能多半是媽媽在處理，那麼爸爸就應該擔當起這種「冒險犯難」的教育過程，讓父母兩人都充分參與小孩的成長過程。如此，不但孩子的未來會更加美好，對爸爸媽媽來說也會是一段非常有意義的人生！

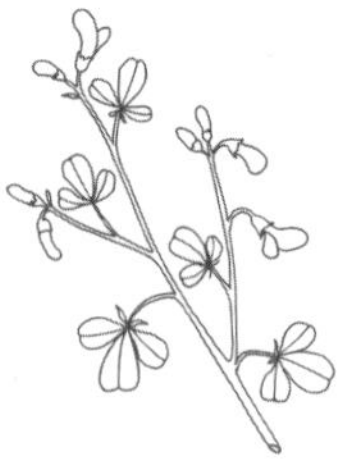

第六章

長高

很多父母都希望小孩長高一些，即使自己沒有多高，還是希望一代比一代高，所以我們診所常常接到詢問「增高丸」「轉骨方」的電話。也有不少家長以爲拚命灌牛奶，或者每天煮各種中藥煲湯，小孩子就會長得又高又壯。報章雜誌及網路上更是充滿各種以鈣片爲基礎的「增高營養補充劑」，廣告說得非常有用、非常好聽！

其實，**想要長高，有三件重要的事：睡覺、吃飯、運動**。聽起來理所當然，眞的做得好的沒幾個。

首先是**睡覺**。小孩子要頭腦好、身體壯、長得高，除了得睡足時間，更重要的是早睡。中醫認爲白天氣血在表，被身體拿來使用；到了晚上，氣血得入裡，一方面修復及生長內部組織，另一方面也讓肝臟更新血液的生命力。很多人聽過晚上十一點到半夜三點爲肝膽經的時間，要十一點以前入眠，讓血液順利歸肝。現代醫學也發現，人體有兩個分泌生長激素的時段，一個是早上五點到七點，分泌生長激素主要是爲了當天的活動需求；另一個就是晚上十一點到半夜一點，主要是爲了身體成長，這段時間如果不是處於睡眠狀態，生長激素的分泌量會大幅減少，想要長高也就困難很多，這點和中醫不謀而合。

不過，小孩子處於快速成長的階段，應該更早入眠。多早去睡覺？建議學齡前要晚上九點以前，小學九點半，中學十點，高中十點半。這是假設小孩上床後很快就可以睡著，如果孩子得拖很久才入眠，或者睡得不安穩，扭來扭去，甚至睡眠很淺，一直醒來，就得找中醫師看診，改善睡眠狀況。當然，很多小孩課業及活動繁重，無法早點入睡，那父母就得權衡是不是值得犧牲睡眠時間。如果你問我，我會告訴你不值得。但除非有特殊狀況，絕大部分小孩子晚睡的原因不是事情太多，而是時間管理不良，不然就是父母自己也習慣很晚睡，不覺得晚睡有什麼不對。

吃飯，大家都知道營養要均衡，不要偏食，實際上，很多大人和小孩的飲食習慣是一團亂，還自以爲健康。譬如，一大早起來喝杯新鮮果菜汁，再配罐優酪乳，以爲給身體提供了大量的維生素及酵母菌，其實是讓脾胃越來越寒濕，消化吸收能力越來越差；或者認爲紅肉不健康，不吃牛肉、羊肉，又不刻意多加補血的食物，導致血虛嚴重，身體越來越差等等，這裡就不一一討論了。至於小孩子正餐這不吃那不吃，父母或家中長輩心疼孩子挨餓，讓他吃一堆零食，結果小孩身體不好、長不高，還問有沒有什麼營養品、維他命可以給孩子服用，更是讓人啼笑皆非。

運動，這一點每個小孩、每個家庭的習慣差很多。適當的運動可以刺激筋骨生長，提高人體的免疫力及新陳代謝，間接幫助小孩子的飲食及睡眠，當然也就幫助他們長高、長壯。運動只靠學校的體育課是不夠的，雖然不一定要加入什麼球隊、游泳隊，每週還是應該有固定的運動時間。年紀小的孩子，最好就是爸媽帶著一起運動，打球、爬山、跑步等，不但有助於身體健康，也增進親子感情，更何況很多爸爸媽媽自己都缺乏運動，這是個很好的理由讓自己動起來！

長高和維持身體健康一樣，沒什麼秘訣，就是從好好睡覺、正常飲食、適當運動做起。

前面的章節已經討論過睡眠和飲食，接下來，我們來討論運動。

第七章 運動

運動和青少年成長有很大的關係，不僅可以增進身體健康，對心靈成長及人格養成也有很大的幫助。許多病人和讀者也常問，做什麼運動比較好？心肺功能不佳時怎麼做運動？跑步和太極拳哪個比較合適？所以，我們就來專門討論一下運動，也對應一些中醫的觀點。

各類運動對身體的影響

運動分爲三大類：有氧運動、重量訓練、瑜伽類。

有氧運動是大家最熟悉的，走路、跑步、爬山、尊巴（Zumba）等，都是有氧運動。有氧運動的特色在提高心跳速率，增強心肺功能。心率要提升到多高才能達到效果？依照美國疾病管制與預防中心的建議，平均最高心率爲二二〇減去年齡，譬如五十歲的最高心率爲：220－50＝170。緩和的有氧運動，心率應該達到最高心率的百分之五十到七十；較劇烈的有氧運動，心率應該達到最高心率的百分之七十到八十五；間歇性的劇烈運動，心率則超過最高心率的百分之八十五。每個心率區間有其不一樣的功能，大家不難在網上找到專業的資訊。

重量訓練則不只是爲了讓肌肉強健、粗壯有力，其實還有更深一層的意義。以西醫的角度而言，心臟把血液外送到身體各個部位，卻不能把血液從身體各部位「吸」回來。靜脈血液的回流，主要是靠肌肉運動產生的壓力差而「擠」回心臟，單憑呼吸產生的胸腔負壓及心臟舒張的負壓是不夠的。這一點和中醫的看法相似。中醫認爲脾主四肢、主肌肉、脾統血，「統血」的意思是把組織液中的成分回收到靜脈血管，再把靜脈血液送回心臟，而脾家之所以有「統血」的功能，和四肢、肌肉有很大的關聯；換句話說，脾虛而濕重時，不一定是「水」多，而是該回收的東西沒有回收，留在組織液、三焦水道、五臟六腑之間。因此，我們或許可以把有氧運動粗略對應到增強動脈血液外送，把重量訓練粗略對應到增強靜脈血液回收，和中醫所謂的「心主血」「脾統血」有直接關聯。

重量訓練的討論，常常帶出兩個話題。

第一，心臟功能不好，沒走幾步路就喘，如何能做有氧運動來增強心肺功能？這樣的情況下，不必急著去走路、跑步，先從簡單的重量訓練開始。人體內不能有眞空，血液的回流不好，會增加心臟輸出血液的負擔。現代醫學研究把大腿比喻爲「第二心臟」，如果去除大腿肌肉運動，心臟的負擔立即大幅增加百分之七十。也就是說，心臟功能不佳時，先藉由重量訓練增強血液回流，訓練一、兩個月後再回來走路、跑步，會發現心臟負擔比以前輕，沒那麼喘了，這時再開始做有氧運動來直接增強心臟功能。

第二，小孩子能不能做重量訓練？有些人認爲這會讓小孩長不高，他們的論點是重量訓練使得骨頭密度變高，而非增長。然而，現代許多醫學研究卻認爲重量訓練並不會導致小孩子長不高。中醫認爲「久立傷骨」，是指長時間站立，骨骼強撐著身體的重量而耗損，但這並不是告訴人不要站立，而是得適度。因此，適當的重量訓練不會讓小孩長不高，反而能增強骨骼。不過，爲了不大幅增加小孩子脊椎骨的負擔，最好不要站立舉重，而是躺坐在啞鈴椅上做重量訓練。

最後一種，**瑜伽類**，是指柔軟度、平衡、拉筋、專注力等的綜合運動，雖然看起來不像有氧運動及重量訓練那麼激烈，其實是眞正決定運動能力的關鍵。越來越多專業運動員在練瑜伽，就連摔角選手都可以藉由瑜伽類運動提升戰鬥力。另一方面，隨著年齡增長，柔軟度及平衡力越加重要。無論男士女士，如果想看起來年輕十歲，做瑜伽是最好的方法；而小孩子如果能從小開始練瑜伽，對其一生的健康會有很大的幫助。

有氧運動、重量訓練和瑜伽類，三類運動都做當然最好，如果時間不足，先專注在其中一種，培養出運動習慣後，再逐漸加入另外兩類。

一般而言，美國青少年持續運動的情況相當普遍，大約有一半會加入一、兩種運動的正式團隊，譬如游泳隊、籃球隊、田徑隊等等；沒有參加正式團隊的人，許多也會在課餘時間打打球、跑跑步，只有約三分之一的青少年平時不常運動。相比之下，臺灣及中國大陸的青少年較少運動，畢竟連大人都不常運動了，很難讓青少年在繁忙的課業外還有動機來運動。所以，想要小孩運動，父母自己要先動起來。

另外，做運動不要太功利。運動的效果不會立即顯現，許多人剛開始運動時，反而因爲肌肉增強、肥肉沒減而變胖。至少得持續有恆地運動六十到九十天，才會眞正感受到運動的好處，而那時也會眞的喜愛上運動，而不是心不甘情不願地運動。不要忘記，人的心理和生理是相通的，「心甘情願、全心投入」對運動來說很重要，那些在跑步機上一面走一面看雜誌的人，往往只是求個心安，很難達到眞正的效果。

還有一個問題得談談。很多人問，氣功或太極拳如何？氣功、太極拳等都是很好的運動，不過有些實際上的問題。第一，不容易找到好的師父或教練，不如上述三類運動容易開始實踐。第二，絕大多數的人練習氣功或太極拳，都只是練個「形」，而沒練到「神」，動作好看，實質上的幫助有限。第三，就算找到好師父、好教練，也有足夠天賦抓到其中的「神」，還是得練上好多年才能達到某個程度以上。在這個過程中，如果缺少有氧運動、重量訓練和瑜伽類運動，對身體的幫助依然不夠全面。因此，對大多數人而言，還是以有氧運動、重量訓練和瑜伽類運動爲主，如果有機緣，再另外學習氣功、太極拳等，是比較實際的選擇。

中藥在運動及健身上的增強作用

回到和中醫比較相關的討論。一群史丹佛醫學院師生來我診所訪問時，一名年輕的白人學生問道，有沒有中藥方劑可以強健肌肉及增加運動能力？

許多運動員及舉重健身的人會服用所謂的蛋白粉或肌酸，用來補充蛋白質及增加肌肉能量，以期能快速修復受損的肌肉，加強肌肉及骨骼的生長，進而提高運動或健身的效果。然而，臨床上看到許多病例，病人長期服用這些商業產品，雖然肌肉看起來比較強壯，身體卻出現其他問題，譬如水腫、消化不良、腎功能下降、血壓增高等等。這部分的醫學資訊挺多的，我們不多討論，留給大家自己去研究。

那麼，中醫有沒有辦法提供運動員相同的好處，卻沒有那些補充劑的壞處？其實在中醫臨床治療中，很多病人反饋，除了他們本來就診的問題有所改善外，中藥在運動及健身上對他們也有不少增強作用，畢竟脾主肌肉、肝主筋、腎主骨，五臟六腑改善了，運動能力當然也會進步。

舉個有趣的例子。我們曾經做過一個簡單的實驗，找了一名二十歲的年輕人，不特意解釋中藥的作用，看看他在不受我們引導影響下，自己感覺服用中藥讓他在運動與健身方面有什麼差別、多快可以看到反應等等。

這個年輕人身體健康，身材在標準範圍內，沒有不良嗜好，平時熱中於攀岩及舉重健身，幾乎每天都固定練習，偶爾還練一下拳擊。我們給他很基本的健脾及補肝血的科學中藥粉劑，以「小建中湯」*和「酸棗仁湯」*爲主，每天服用一、兩次，要他觀察運動時有什麼不一樣的感受。

一週之後，這個年輕人很興奮地告訴我們，他肌肉及筋的復原速度變快很多。以前連續攀岩及舉重兩、三天後，肌肉會很痠痛，筋也變得比較緊，隔天練習就得減低強度及縮短運動時間，也就是運動訓練中所謂的「低強度恢復訓練」（active recovery），之後才能再回到原來的訓練強度。而服用中藥粉劑幾天後，他發現肌肉痠痛及筋緊的情況少很多，程度也輕了不少，幾乎不需要刻意放緩練習，他甚至增加了練習的強度及時間。

服用中藥粉劑三週後，這個年輕人的進步相當明顯。因爲肌肉和筋承受訓練的能力增加，恢復時間也大幅縮短，訓練強度得以增加許多，他的攀岩水平原本在Ｖ６到Ｖ７左右，短短三週內，他已經成功上了一個Ｖ９和好幾個Ｖ８，Ｖ６和Ｖ７變成基本訓練（注：Ｖ系統是攀岩運動中「抱石」這種攀登方式常用的分級系統，後面的數字越大，路線難度越高）。更重要的是，這三週的加強練習並沒有讓他受傷，甚至肌肉及筋都沒怎麼感到不適。

可能有些人會問，這樣算不算作弊？運動的藥物檢測是否檢查得出來有服用中藥？我們在上述案例中使用的中藥材都是食物類的，非常普通及安全，這就像營養師每天爲運動員設計及準備營養均衡的飲食一樣，是沒有爭議性的，更不用擔心藥物檢測的問題，完全符合公平公正的運動家精神！

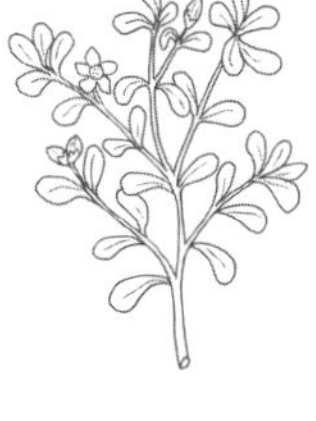

第八章

聰明才智

這一章要討論一個許多父母都想知道，卻常常揠苗助長的題目：如何讓孩子變聰明，學習成績優異？

提到中醫幫忙增強聰明才智，許多人會想到「補腎」「提清陽上頭」「加強氣血」等等。爲什麼要補腎？中醫認爲「腦爲髓海」，髓屬於腎家，想補腦也就想到了補腎。至於提升清陽，或者說提好的水上頭，則能讓人耳聰目明、神清氣爽，自然也就將之應用在提升頭腦的功能。而加強氣血是對人體整體功能的輔助，好比加強後勤補給，前方戰線的各種機制才能好好發揮。

《東垣試效方》中有個知名的方劑「益氣聰明湯」＊，常常被當作增強聰明才智的藥方。益氣聰明湯的中藥組合爲黃耆、人參、葛根、蔓荊子、白芍、黃柏、升麻、炙甘草，藥方的意義爲：葛根、升麻提升清陽，黃耆、人參、炙甘草補中益氣，蔓荊子清上熱，白芍補血斂陰，再視病人情況加一些黃柏來清熱瀉火。後代醫家因而解釋，益氣聰明湯的「益氣」爲補益中氣，「聰明」則爲耳聰目明、聰穎智慧的意思。

然而，常常看我文章的讀者大概已經猜到了，當我像這樣平鋪直敘地陳述，代表事情沒那麼單純，文章一定有轉折。沒錯，這也是爲什麼本章一開頭說許多父母都是揠苗助長。我們暫時跳開中醫的架構，先來談一談腦部的運作。

別讓孩子的大腦陷入惡性循環

人類大腦的運作十分複雜，並非你想做一件事，頭腦就會老老實實按照指令進行。人類的意識（mind）和頭腦（brain）的關聯，至今仍然沒有被充分理解，和物理的統一場論一樣，被列爲最令人類迷惘的幾大問題之一。不過，所有的腦部研究都同意一點，那就是「意識使用頭腦來建立意識」。簡單地說，人的意識會改變頭腦實質的結構及反應，而頭腦的實質結構及反應會改變人的意識。無論人們是否有靈魂或佛教所謂的「自性」，這個意識與頭腦相互改變的關係都是存在的。

舉個例子，壓力大、心情緊繃的時候，頭腦會自動進入備戰狀態，好像馬上要和敵人打鬥或逃離老虎的追趕一般，增強了主導負面情緒的大腦部位反應，壓制住主導正面情緒的部位，也大幅增強反射動作的快速控制，壓制了思考複雜問題的大腦部位。另外，頭腦也會下令分泌大量的皮質醇，壓低免疫系統的功能，以免發炎現象爲戰鬥能力帶來負面影響。頭腦還會自動減少製造新的神經元，降低新神經元連結的不確定性。同時，不同神經元在短時間內一起反應，彼此的連結即會加強，以後會更常一起反應。因此，當主導負面情緒的大腦部位有大幅反應時，無論當時你在做什麼事，都會和負面情緒連結，一起被收藏到隱性記憶裡，長期改變主導隱性記憶的大腦部位結構。

換句話說，下一次你做類似的事情時，明明應該是高高興興的，負面情緒卻突然跳了出來。這也是爲什麼有時我們會覺得，一聽到某個人說話的聲音就莫名地開始煩躁，一看到某個場景就莫名害怕等等。如此的意識與頭腦互動會產生惡性循環，一開始壓力大、心情緊繃造成頭腦改變，做類似事情時自動產生負面情緒，而這樣的反應加強及擴大了與負面情緒連結的事情範圍，直到有一天，做什麼事都心情不好或怨氣十足，變成了所謂的憂鬱症、躁鬱症等等，而這種情況下的學習及思考能力當然也就糟糕透了。

另一方面，神經元越使用越容易激發，越不使用則越不容易激發，而神經元彼此之間的連結越少互動，就越可能被頭腦自動修剪掉。也就是說，大腦用來思考複雜問題的部位越被壓抑，該部分神經元的反應會越差，人的聰明才智也就越低落。而學習及思考能力下降，挫折感增加、心情低落，使得負責思考複雜問題的部位更被壓制，這又是另一個惡性循環。

這裡得補充一點，許多父母讓小孩不斷地做數學練習題、背很多英文單字等等，大量的重複練習確實可以加強神經元的連結，在腦部產生強固的處理網路，通常也很容易在考試成績上表現出效果。然而，這樣的做法也有不少負面問題。

第一，如果小孩子在這個過程中不快樂、壓力很大，那麼思考複雜問題的整體能力會被抑制下來，得不償失。

第二，大腦爲了處理某個不斷重複的動作，得修剪附近部位的神經元連結，也就是說，當人太專注在某一項工作時，學習及應付其他事情的能力將無法同步成長。這點對專業人士而言可能問題不大，但對正在成長、學習各種不同事物的小孩子來說，不一定是件好事。

第三，許多醫學及教育專家指出，小孩子每天都需要一段時間讓他們「自由發揮」，自己去找事情來玩、來想，藉由這樣的過程提升想像力、思考力、創造力。如果每天的時間都排得滿滿的，又是數學、又是鋼琴，短時間內可以讓父母虛榮地炫耀小孩的數學多好、音樂多好，長時間下來卻會損害孩子獨立思考及應付複雜問題的能力。那麼，孩子長大後或許可以成爲在科技業領高薪的工程師，卻失去了像伊隆・馬斯克（Elon Musk）那樣引領Tesla和SpaceX的思維能力。

提升孩子聰明才智的關鍵

言歸正傳，看完前面的說明，大家不難猜到，**想要提升聰明才智、增進學習能力，最重要的是長期保持正面情緒及身體健康**。這也是爲什麼許多醫學研究表示，多接近大自然、適度運動、養寵物等等，除了讓人心情愉快、增強免疫力，也會提升記憶力和思考力。

另一方面，對小孩子而言，睡眠是其中一個很重要的關鍵。**充足的睡眠不但直接幫助孩子身體的成長，對智力發展也有很大的影響**。依據美國對中學生的長期追蹤研究，在背景類似的情況下，每晚睡九個小時的中學生，平均成績明顯比睡八個小時的中學生好；而每晚睡八個小時的中學生，平均成績又明顯優於睡七個小時的中學生。對於睡眠的論點，中醫本來就如此認爲，不過得外加一個條件，那就是晚上十一點到半夜三點是最重要的睡眠時段，如果小孩子是半夜三點睡到中午，即使睡足了九個小時，也是枉然。

結論是，中醫幫忙提升聰明才智的重點在於幫助小孩情緒平穩、睡眠良好，同時處理健康上的其他問題，讓他們不受疾病困擾。這和本章一開始提到的「補腎」「提清陽上頭」「加強氣血」並沒有衝突，只是得知道爲什麼要做這些事，做這些能不能讓孩子情緒平穩、睡眠良好等等，而不是拚命補腎、補氣、補血就會比較聰明。小孩子過度進補，反而會影響他們正常生長的步調。

第九章 產後憂鬱症

幾年前，日本知名女演員竹內結子疑似因產後憂鬱症而輕生身亡，讓眾人悲傷惋惜。其實，很多孕婦生完小孩之後，或多或少都有產後憂鬱症，雖然不像竹內結子那麼嚴重，依然承受不少生理及心理上的痛苦，更會影響到媽媽和小寶寶的互動關係，時間久了，對寶寶的身心發育會有不良的衝擊。因此，雖然產後憂鬱症是發生在媽媽身上而不是孩子，在討論養兒育女時，也得討論產後憂鬱症。

避免產後憂鬱症最重要的是好好坐月子

爲什麼會有產後憂鬱症？這涉及生理和心理兩個層面。

生理上，女人剛生完小孩，大多都有肝血虛、脾虛水腫的情況，身體很疲憊，睡眠品質卻不佳，好不容易睡熟了，又被小寶寶吵醒，導致精神緊繃，容易生氣、焦慮。同時，食欲不正常，有時想狂吃些什麼，吃了又怕身材瘦不回來；有時吃不下東西，吃一點就胃脹、反胃。

心理上，多了一個孩子，多承擔了一項巨大的責任，而這個責任即使不是終生，至少也是十幾、二十年，那是多麼沉重，多麼令人恐慌。另一方面，剛生完小孩，身材還沒有恢復，擔心自己不再年輕漂亮，是不是會影響夫妻感情、人生是不是就停滯在這樣的狀況了等等，許多灰暗的想法在腦海中冒出來。

於是在生理和心理相互負面影響下，身體和情緒越來越差。這時如果沒有適當的途徑來宣泄，或者沒有得到更多的支持及諒解，就難逃產後憂鬱症的陰影。

怎麼避免產後憂鬱症？最重要的是**好好坐月子**。這聽起來很老舊，臨床上看到的差異卻是不爭的事實。坐月子的細節，網路上可以查到很多，這裡不特意深入討論。不過有一點要提醒大家，坐月子得針對每個孕婦的情況設計，而不是上網訂購一個月的坐月子餐或坐月子中藥包，如此「大眾化」往往有所偏失。譬如剛生產完的「生化湯」*加減，攻血與補血的比例得看個人的狀況決定；又譬如許多現成的坐月子餐及中藥包偏重在「補」，卻忽略了許多現代產婦的飲食營養通常不是問題，而是水腫嚴重無法退去，讓脾臟更加虛弱，營養運化失調，加重肝血虛、心血虛，導致失眠、焦慮、抑鬱等等。

總而言之，坐月子不要偷懶，生產前先諮詢中醫師，讓中醫師準備好剛分娩幾天內需要的中藥包；分娩後立即聯絡中醫師，告知生產的情況，譬如本來打算自然產，臨時卻改成剖腹產等等，讓中醫師決定需不需要調整中藥方劑。然後，每週和中醫師溝通，告知產婦恢復的進度及特別的問題，由醫生決定接下來的一週需要服用什麼樣的中藥組合。

中醫對精神疾病的幫助

產後憂鬱症不一定是分娩後馬上發生，很多產婦是好幾個月後才出現症狀。然而，這時產婦往往不會意識到自己是產後憂鬱症，周遭家人朋友的態度也從體恤產婦變成「她最近脾氣很怪」。這樣的情況讓大家的思維從「多休養」轉變爲「服用精神科藥物」，不但無法根本解決，還把情況搞得更嚴重。即使沒有導致自殺或傷害他人，長期服用精神科藥物造成對人事物冷漠不關心，在養育小孩及婚姻生活上遲早會出現大問題。

那麼，眞的有了產後憂鬱症，中醫可以治療嗎？其實不僅產後憂鬱症，中醫可以幫助許多不同的精神疾病，在此就藉這個機會，討論一下廣泛的精神問題。

幾年前，臺灣有一齣很火紅的電視劇《我們與惡的距離》，以精神疾病患者造成的社會問題爲主題，討論當精神病患隨機殺人後，受害人家屬、加害人家屬、媒體、社會大眾及司法人士等的互動，深入探討人性的善與惡，感動了很多觀眾，也引起許多關於法律及社會如何處理及幫助精神病患的話題。

劇中強調精神病患必須長期接受藥物治療，但也特意凸顯服用精神科藥物的嚴重副作用，譬如智力及行爲能力大幅下降、身體協調性變差等等。這齣電視劇把這樣的治療方法定位爲「必要之惡」，因爲沒有其他更好的辦法來幫助那些精神病患；換句話說，爲了讓精神病患繼續生活下去，不去以暴力傷害別人，唯一的辦法是用精神科藥物把他們的大腦「廢了」，這跟用化學藥物爲強暴犯「去勢」是一樣的思維。

眞的沒有其他辦法了嗎？我曾經應公民人權協會、國際同濟會、國際獅子會的邀請，到臺灣參加公益講座：「除了吃藥，我還能做什麼？——探討精神障礙多重原因，藥物並非唯一選擇」。我的專題演講題目爲「給不想再吃精神科藥物的你——從中醫的成功個案臨床經驗談起」，而在活動之前與之後的好幾個月，我和許多精神科臨床醫師交流討論，不少精神科醫師也深刻認知，長期藥物治療並不是辦法，有些醫生也開始拒絕化學藥物，嘗試使用另類療法，譬如音樂療法等等。

臨床上，我幫助過不少精神病患，從憂鬱症、躁鬱症、自殺傾向、注意力不足過動症、強迫症、自閉症、迫害妄想症，到有幻覺幻聽、無故打人罵人等精神問題。中醫認爲，五臟六腑皆和我們有意識及無意識的心智活動有直接關聯，肝心脾肺腎，各主魂神意魄志。生理和心理互相影響，不同的心理問題會導致不同器官的生理問題，而不同器官的生理問題也會導致不同的心理問題，惡性循環下，造成身體及精神有嚴重的不正常表現。

針對這種生理與心理的相互影響，中醫從生理下手。器官的問題轉好一些，對生理的負面影響會減少一點；而生理問題輕微一點，器官問題也就再好一些。如此，利用中醫治療打破生理與心理的惡性循環，轉爲良性循環，精神問題逐漸減輕，乃至完全康復。

這聽起來好像有些玄，其實，越來越多的醫學研究觀察已經注意到了這樣的關聯。譬如，人體腸道內有數百萬神經元，不亞於腦內的神經功能，已經被現代醫學認爲是「第二大腦」；大腸內的毒蛋白及其他有毒物質，被認爲極有可能是老年痴呆症、帕金森氏症、自閉症等的根本原因；世界各地的器官移植病人，肝心脾肺腎或其他器官的移植，已經有數十萬個病例在器官移植後，發現個性、人格、興趣、技能、生活習慣等不同心智活動的明顯改變，讓接受移植的病人變得與捐贈器官的人更加相似；「細胞層次記憶」也慢慢被主流接受，認爲每個細胞都會帶有某些記憶，對人體的整體功能有一定程度的影響。

面對社會上越來越多的精神病患，目前精神科主流走上兩條路。一是使用更多、更強的化學藥物，這部分不需要再多討論，絕大多數的精神科醫師認爲這是沒有辦法的辦法；二是重新使用以前流行過的電擊法，但換個方式，新的電擊方法變得比較「高科技」，可以把微小的儀器植入腦殼裡，當儀器偵測到腦內的異常放電現象，就依據事先設定的「程式」，放電去電擊大腦的特定部位，以修正、掩蓋精神科醫師認爲的「異常放電」。這種方法挺「科技」的，但一點都不「科學」，和用化學藥物把精神病患「廢了」異途同歸。外來強加的放電，遲早有一天會把大腦搞得更混亂，產生更多、更大的問題。

回到產後憂鬱症。中醫治療的效果很好，畢竟產後憂鬱症通常比其他情況下產生的憂鬱症更有脈絡可循，往往也就更容易痊癒。重點是產婦不要覺得「自己做錯了什麼」「後悔生小孩怎麼辦」，而是趕緊諮詢中醫師，從改善生理狀況開始，負面的心理問題也就逐漸逆轉。

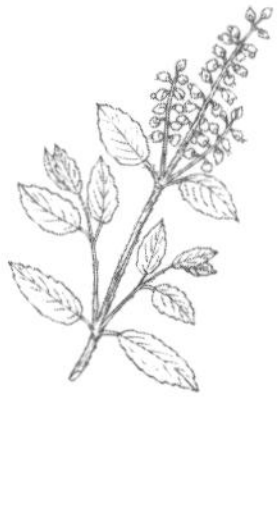

第三部

父母必須知道的眞相

第一章

如何選擇優良的中醫師？

許多父母想要帶孩子去看中醫，卻不知道該找哪位中醫師。如何選擇中醫師一直是很多人的疑問和煩惱。中醫師說你服藥後有那些不好的反應是正常的，代表在進步，你如何確定他說的是眞的，或者只是在唬你，想辦法保留你這個「客戶」？名氣大的中醫師也沒把你治好，到底是自己的病情嚴重，或者這位中醫師的名氣只是來自虛有其表的大量宣傳？

這是一個典型的「資訊不對等」問題：甲乙雙方進行交易，當甲方知道的遠比乙方多時，乙方處於絕對劣勢。如何確保交易公平？這不是個簡單的問題，畢竟二〇〇一年的諾貝爾經濟學獎就是頒給了研究這個題材的學者，諾貝爾獎等級的問題，一般人當然很頭大。我在這裡提出幾點供讀者參考及思索。

（一）名氣大、口碑好的中醫師，不一定真的厲害。

很多人都知道，「名醫」不等於「明醫」，這點不太需要說明。但是，為什麼口碑好的中醫師也不一定眞的厲害？

中醫這個領域非常偏向單打獨鬥，也缺乏標準流程，因此網路上沒有太多參考資料可作爲比較的基礎。因緣際會看了某個中醫師，如果療效還不錯、醫生態度友善、收費還算合理，大部分的人就會一直看下去，很少會再去尋找及比較。而親朋好友詢問有沒有好的中醫師時，也會向他們推薦自己去看的這個，中醫師的口碑也就慢慢打響了。

然而，「效果不錯」是需要比較的。譬如有人面癱，西醫治療無效，找中醫師幫忙，花了四、五個月，終於恢復八成，病人非常感謝這位中醫師，到處替他宣傳，可是這個病人不知道，眞正功力高的中醫師可能兩、三個星期就能讓他完全恢復正常。有人長年腰痛，每兩週就去找中醫師下針，可以讓他舒服兩週，直到下一次下針。病人覺得針灸很神奇，把這個醫生捧在手上，中醫師也沾沾自喜，可是病人不知道，眞正功力高的中醫師可能早就把他治癒了，不需要每兩週下針一次。又譬如許多中醫師只看一般的小病痛，效果不錯，卻有意無意地讓病人認爲這就是中醫看病的範圍；

當病人群中有人遇到比較嚴重的疾病，自然就覺得這樣的問題得找西醫看診，直接跳過中醫的治療。這樣的情況下，病人群用來評斷這些中醫師的標準馬上向下降了好幾級，「效果不錯」的口碑也就不難建立了。

換句話說，打聽一位中醫師的療效時，不要只停留在抽象的「不錯」「很關心病人」等等，而是要去了解他平時治療的病症種類、嚴重及複雜程度、治療的時間等等，同時和其他許多口碑不錯的中醫師比較。不然的話，中醫師給每個病人都開「小柴胡湯」*，你可能也會覺得「效果不錯」，到處替他宣傳。

（二）對病情及治療方法的解釋，不只是這個虛、那個補。

很多中醫師看診後說病人血虛、肝鬱或痰飲，相對的治療方法就是補血、疏肝、去痰飲等等，病人似懂非懂，也就這樣糊裡糊塗地接受了。

譬如，有人還沒七老八十就半夜起來小便三、四次，許多中醫師用「腎虧」兩個字來解釋，直接開「金匱腎氣丸」*給病人。問中醫師腎虧是什麼意思，他越回答你越迷惑；詢問為什麼要服用金匱腎氣丸，中醫師答道：「因為金匱腎氣丸治腎虧。」這樣的回答叫作「循環式邏輯」，有答等於沒答。其實，中醫有很清楚的生理學及病理學，不僅五臟六腑互相牽連，生病也是一個動態的過程。「腎虧」兩個字充其量只是個「現象」，好像西醫說你白血球數目每微升血液只有兩千個，太低了，並沒有說明你爲什麼有這樣的現象，何況連腎虧到底是什麼也說不清楚，只知道那是中醫教科書上的一個病症名稱。

比較好的病理解釋是怎樣？以半夜起來小便三、四次爲例，經過詳細看診後，我們可能認爲是膀胱溫度不足，氣化不良，導致一直有想小便的下墜感。膀胱溫度不足的原因可能是小腸寒冷。小腸受熱於心陽，轉而加熱膀胱、子宮、精宮、大腸等器官，小腸寒冷，膀胱自然不可能溫度足夠。小腸爲什麼寒冷？可能是因爲病人心陽不足，中下焦又寒濕重，阻隔心陽下傳，導致心陽移熱小腸不足，同時造成心陽反逆，也順帶把胃火帶上來，所以病人明明舌苔白厚，裡寒明顯，卻喜歡喝冰水，又容易上火。那心陽不足又是爲什麼？這個病人可能是因爲肝血不足，讓心臟這個引擎沒有好的肝血汽油，也就沒辦法提供足夠的輸出功率。肝血不足，導致中醫所謂的肝不藏魂，睡眠品質不佳，又加上膀胱氣化不足的下墜感，那麼半夜起來小便三、四次也就不奇怪了。至於肝血爲什麼不足？接下去還有得探索。

像這樣一步一步往回推，再把每個點連接起來，整體地、動態地去深入探討病人的健康問題。同樣地，治療也不是一個藥方就全盤解決，而是像作戰一樣，了解全盤局勢後，選擇一個最適合的點下手，再一步一步擴大治療範圍，同時考量治標與治本的平衡等等。而治療上出現瓶頸，也得一步一步去思考，向病人解釋。譬如上述這個半夜多尿的病人，治療過程中發現，即使肝血足了，心陽強了，中下焦的寒濕也去了大半，爲什麼小腸還是寒？爲什麼還是會心陽反逆？原來是忽略了病人的肺有問題，肺過於燥熱。中醫生理學認爲，肺法天，得清涼才能把如太陽熱力的心陽往下壓。心再怎麼健康，如果肺無法束降心陽，也是白忙一場。

總而言之，中醫理論是非常詳盡、非常有邏輯的，眞的功力高的中醫師對病人解釋時，不會只停留在這個虛、那個補的玄而又玄。

（三）不擅長開水藥的中醫師，內科功力無法真的大幅精進。

無論是臺灣的科學中藥粉劑，或是大陸的中成藥，都非常方便，少說也有幾百種方劑和幾百味單味藥材的科學中藥粉劑及中成藥。然而，這樣的方便卻造成許多缺陷。

中醫書籍裡的方劑就像武術的套路，是爲了學習方便、解釋容易。但是眞的和人對打時，那些只會套路的人馬上被打趴在地上，其中的原因不需要解釋大家也很清楚。因此，就算中醫師在學習方劑時用心去了解每一味藥的用意，以及各個藥材比例的目的，臨床治療時若不經常使用水藥，就沒有辦法深入體會每一味藥在不同病人身上的差異、各種單味藥搭配的變化，以及現代藥材和古代的不同等許多細節。沒有了微調，只剩下粗調，臨床上很快就變成方劑和病症之間一對一的對應。譬如，為了溫中去水，就把所謂溫中用的「理中湯」*粉劑和去水用的「五苓散」*粉劑混在一起；病人又說腰痛，那再加上杜仲單味藥的粉劑，就這樣混起來給病人服用。然而，理中湯所謂的溫中功能究竟是什麼？五苓散所謂的去水又是去什麼水？不同病人的「溫中」都是同樣的藥材比例？想要卻無法去除方劑中的某一味藥？腰痛就加入所謂能減緩腰痛的杜仲？這種開方的方式不需要多久，中醫師對每味單味藥材的敏感度就會大幅下降，對治療細節的掌握度也無法深入，只剩下方劑和病症對應好一點或差一點的不同。

另外，這種中藥產品和以生藥材煮成的水藥，在療效上有不小的差異。中醫師判斷用某一個藥方可以幫助病人時，本來可能是正確的，但開立科學中藥粉劑，在臨床治療上卻看不到效果，這時中醫師也會很疑惑，不斷改藥方，無法信任自己看診的準確度，久而久之變成亂槍打鳥。目前這個問題已經很嚴重。多年前受邀到中國醫藥大學中醫系五十週年大會演講時，許多資深的中醫教授私底下都告訴我，在臺灣，由於健保給付的關係，中醫系學生在學校實習時只學開科學中藥粉劑，根本無法一味一味單味藥來開方，造成臨床療效越來越差，眞的能應付複雜病情的沒幾個，不直接拿西醫的病名來對應中藥方劑已經算是不錯了。

當然，這不是說中醫師不應該使用科學中藥粉劑或中成藥。這些產品有其實用性及方便性，中醫師在不同情況下選擇使用水藥或中藥產品，適度使用仍然是很好的權宜之計。反過來說，常常開水藥的中醫師也不一定功力比較好。很多中醫師開水藥，一開就是洋洋灑灑三、四十味藥，有的甚至開到五、六十味，什麼補血補氣的藥都混在一起，比亂槍打鳥還亂。這裡的重點是，完全仰賴科學中藥粉劑或中成藥的中醫師，功力精進的速度及深度無法和擅長開水藥的中醫師相比。

（四）別相信祖傳秘方、中醫世家、御醫後代、自創奇特方法等華而不實的宣傳。

這些宣傳言語及手段，絕大多數都是用來掩人耳目的花招，即使有些是眞的，也不代表臨床治療效果比較好。

就拿祖傳秘方來說，沒有什麼神奇的祖傳秘方，或許有些真的是祖傳的藥方，但當年寫下這個藥方的家族老前輩，看診的功力遠遠不如那些名留千古的大醫家，不然也不會史上無名。擺著眞的有效的正統中醫不用，去使用來路不明、方意混亂的秘方，就算有些人試了有效果，也無法和眞正功力高的中醫師相比，更不會一個藥方適合所有病人。何況很多所謂的祖傳秘方，到頭來不過是從某本中醫古書抄下來的一個方劑。當年這些醫書得來不易，藥房的小夥計趁著沒人的時候偷偷翻了翻書，趕緊抄下一段，或者趁著包藥時，把醫生開的藥方抄下來，就被當作寶貝流傳給後人。

這種情況在韓國漢醫界也很常見到。有一次承蒙一位在韓國很有名的漢醫看得起，他很小心愼重地跟我解釋他們家傳的針灸理論，到頭來根本就是中醫針灸理論中的「井、滎、輸、經、合」五腧穴，換個名字就被當成家族秘密傳了下來。

其他各種宣傳方式就不一一討論了。這裡的重點是，那些華麗的宣傳都是在利用病人對奇效、速效的渴望，聽聽就好，選擇中醫師還是得看他治療急症、重症、複雜病情的長期療效來決定，而非藥方或方法有多麼花俏。

（五）無論中醫師臨床看診功力如何，一定得誠信和守法。

一個誠信的中醫師不一定能治好病人的疾病，但是當他束手無策時，會趕緊告訴病人，讓他在病情更加惡化前，趕緊找功力更好的中醫師治療，不要耽誤了病情。然而現實生活中，病人無法像和同事或同學相處一般，長時間與中醫師互動，也就無法眞的判斷一個中醫師誠信與否。很多詐欺犯也會被受害人當成好人，醫生和病人之間地位的不平等會讓假象更容易隱藏。

那該怎麼辦？中醫師的誠信與否多多少少可以從守法程度來觀察。譬如在美國，中藥被歸類爲食品，所以沒有任何一個健康保險會給付中藥的費用，給付項目只包含診斷及針灸相關部分。然而，美國許多職業中醫針灸師爲了吸引病人，會特意在申報針灸費用時多報一點，甚至病人明明只來就診一次，卻申報爲兩、三次，再用針灸的保險給付來免費給病人中藥。這個現象很普遍，很多華人也樂意和中醫師配合。管他保險申報是否正確，只要不是病人自己出錢，又有免費中藥，何樂而不爲？

其實，病人這樣的想法很愚蠢。即使不討論在法律上這種行爲是保險詐欺，中醫師的不誠信已經暴露出來了。今天中醫師和病人的利益在同一邊，可以聯合起來占保險公司的便宜，明天如果中醫師和病人的利益有衝突，他會站在哪一邊？當這個中醫師束手無策時，他會告訴病人嗎？另外，不管如何申報，保險給付還是有個上限，當給付是固定的，想要增加淨收入，就得減少花費。如果中醫師免費送中藥，病人怎麼確定他的優先順序是使用最適合病情、最有效的藥，還是成本最低的藥？貪小便宜的心態會嚴重傷害到病人自己，你去修車時也不會爲了貪小便宜而換裝可能造成車禍的零件，那麼自己的健康不是更重要嗎？而據我了解，臺灣因爲健保對中醫看診的給付非常有限，類似情況也是非常普遍。

以上幾點雖然不能以偏概全，還有其他更多項目可以討論，但這幾點是很好的基本原則，可以讓大家打開判斷的頭腦，思索選擇優良中醫師時該注意的細節。

第二章

對中藥含有馬兜鈴酸的誤解

每隔幾年，網路上就會流傳中藥含馬兜鈴酸的相關文章，許多都講得很聳動。到底是怎麼一回事？是不是如那些文章所言，連一般感冒用的、解酒的、小兒咳嗽的中藥方都會導致肝癌？或者根本是危言聳聽，牛頭不對馬嘴？

先來看看多年前的一次馬兜鈴酸爭議事件是如何開始的。臺灣的林口長庚醫院、新加坡大學及美國約翰霍普金斯大學合作研究，查驗九十八名臺大醫院與長庚醫院的肝癌病人，發現其中有七十六名病人帶有馬兜鈴酸代謝物與基因具嘌呤核的碳基化合物結合而成的「馬兜鈴酸基因突變指紋」，因此認定「臺灣近八成的肝癌是由馬兜鈴酸引起的」，新聞記者及許多網站便開始大力宣傳「很多中藥材及中藥方會導致肝癌」。眞的如此嗎？

暫時假設長庚醫院的研究及推理是正確的，我們來看看是不是「很多中藥材及中藥方會導致肝癌」。馬兜鈴酸早在二十幾年前就被認定對人體有害，可能導致腎臟病及癌症，而馬兜鈴屬和細辛屬等馬兜鈴科的一些植物含有天然的馬兜鈴酸，因此許多國家在十幾、二十年前就陸陸續續禁止以含有馬兜鈴酸的植物作爲藥材或食品原料。臺灣是在二〇〇三年禁用含馬兜鈴酸的中藥，包括廣防己、青木香、關木通、馬兜鈴、天仙藤等中藥材及其製劑，並禁止任何可以查出馬兜鈴酸的中成藥，中國大陸也在二〇〇五年禁用含馬兜鈴酸的草藥；換句話說，目前在臺灣及中國大陸合法使用的中藥材及中成藥並沒有馬兜鈴酸的問題。

那爲什麼有許多新聞記者及網站列了一大堆「導致肝癌」的中藥材及中藥方？一方面是無知，另一方面是危言聳聽以博取點擊率。

第一，許多草藥，譬如含有馬兜鈴酸的關木通，本來就不入藥，入藥的是川木通。川木通和關木通都叫木通，但根本是不一樣的植物，川木通不含馬兜鈴酸，拿來做中藥材是安全的。同樣地，廣防己含馬兜鈴酸，不入藥，入藥的是不含馬兜鈴酸的粉防己；青木香含馬兜鈴酸，不入藥，入藥的是不含馬兜鈴酸的廣木香。如果是使用正確可入藥的中藥材，那些成分包含「木通」「防己」「木香」的中藥方劑，哪裡來的馬兜鈴酸問題？

第二，細辛含有很少量的馬兜鈴酸，但細辛入藥的部分是根部，馬兜鈴酸含量非常少。另外，馬兜鈴酸不溶於水，無論是生藥材煮湯藥或製作中成藥，只要是依照正確方法使用，並沒有馬兜鈴酸的問題。中國大陸在這方面早就做了很多研究，認定沒有問題，因而沒有禁用細辛，而臺灣所有使用細辛成分的中成藥，也規定不得檢測出馬兜鈴酸。

第三，前面提到被禁用的天仙藤和馬兜鈴，以及其他被認定含有馬兜鈴酸但含量較低的草藥，包括朱砂蓮、尋骨風、青香藤、南木香、通城虎、假大薯、淮通、管南香、鼻血雷、白金古欖等等，都不是一般中醫師會使用的中藥材。這些草藥材在經典中醫裡一個都看不到，也不使用。

經過這樣解釋，大家應該已經了解，在專業中醫師看診治療下，以及經由合法中藥廠商把關的中藥材及生產的中成藥，是沒有馬兜鈴酸問題的。消費者自己亂服用來路不明的草藥、保健品，或者不肖廠商拿不能入藥的草藥來代替合法的中藥材，那不是中醫藥的問題，而是社會及法律執行的問題。把這個怪罪到專業的中醫藥上，是無知且不負責任的。

回過頭來討論長庚醫院發表的結果和推理。該次研究的肝癌對象只有九十八名，以九十八名病人的情況來推理整個臺灣、甚至全亞洲的疾病來源，在統計學上有很大的問題。這九十八名病患如何有代表性？如何做到各種條件下的隨機取樣？以這樣粗糙的統計結果推理出「臺灣近八成的肝癌是由馬兜鈴酸引起的」，實在非常不嚴謹。另外，雖然馬兜鈴酸是致癌可能因子，但可能誘發肝癌的因子很多，不考慮其他因素及病理原因，認定完全是馬兜鈴酸導致的，有失研究的客觀性。

無論如何，不管長庚醫院是怎麼推理出「臺灣近八成的肝癌是由馬兜鈴酸引起的」，馬兜鈴酸和合法專業的中醫藥有什麼關係？正統入藥的中藥材，以正確的方式煮藥、製藥、服用，根本不含馬兜鈴酸，更何況臺灣、中國大陸、美國、歐洲國家等早就禁止含馬兜鈴酸的藥材及食品原料。那些把含有「木通」「防己」「木香」等成分的中藥方劑說成洪水猛獸的新聞記者及網站作者，如我所言，一方面是無知，另一方面是危言聳聽來博取點擊率，希望大家不要再因爲「好心」而傳播那些似是而非的文章了。

第三章

乳製品的問題

我最早接觸到乳製品相關問題，是在柏克萊念MBA的時候。MBA的第二年，在找選修課時，我心血來潮，選了一門廣告學，負責教學的老師是一名資深廣告人，擁有很多年廣告實戰經驗及成功案例。他上課第一天介紹自己時，很自豪地說，美國最成功的廣告「Got Milk?」（喝牛奶了嗎？）就是他負責策畫的。

一九九〇年代，美國的牛奶消費量大幅減少，乳農的營收受到很大的影響，大型乳農成立的乳農協會決定出面解決這個苦惱。乳農協會研究調查的結果顯示，牛奶的營養價值並不如大家原本的認知，還有許多醫學研究認爲牛奶可能導致過敏、荷爾蒙失調等問題。因此，如果延續多年來的宣傳策略，強力推銷牛奶的營養價值，並不能減緩牛奶消費量大幅下滑的趨勢。

一群廣告專家深入研究、討論、進行市場測試，認爲最好的推銷辦法是「酷」，也就是讓喝牛奶變成一件很酷的事，而不是去管牛奶對人體有什麼好處壞處。於是，「Got Milk?」這個行銷模式產生，找了電影明星、知名運動員、俊男美女來拍廣告。絢麗夢幻的照片中，明星嘴巴上方有一道喝牛奶留下的「白色鬍子」，旁邊來一句「Got Milk?」，提醒及洗腦消費者，喝牛奶是件很酷的事，如果想和那些俊男美女一樣酷，那就喝牛奶，在嘴上留下一道「白色鬍子」的牛奶殘留印。

「Got Milk?」是美國歷史上最成功的廣告行銷，不但重新提升了牛奶的消費量，「Got 某某東西？」的行銷模式也到處被複製，「Got Beer?」「Got Cake?」「Got Tattoo?」等一堆廣告跳了出來。「Got Milk?」的廣告製作群本來還對這些抄襲者提出法律訴訟，後來實在太多類似的廣告，根本無法一一處理，只好放棄，心不甘情不願地讓大家抄襲。直到現在，很多地方都還可以看到「Got 某某東西？」的廣告。

洗腦行銷造成的認知誤區

這個故事除了讓我體會到廣告的洗腦作用有多麼強大，也讓我開始探討，從小到大聽到的「喝牛奶才能長得高大」「美國人天天把牛奶當水喝」等，到底是眞是假？進入醫學領域後，我更加深入探討這個問題，而無論是從最新的醫學研究，或是觀察眾多的臨床病例，得到的答案都是，牛奶對人體的影響眞的和我們小時候聽到的很不一樣。

其實，長期以來一直有很多醫學研究提出牛奶和乳製品的壞處，只是一般大眾及報章雜誌很少關注這些消息，就連很多臨床醫師的認知都停留在「牛奶營養豐富」「牛奶補鈣」的舊觀念。譬如，二〇二二年英國公布了一項長達十多年研究的結果，認定每週固定喝牛奶或吃乳製品的人，得到乳癌、肝癌、淋巴癌等重症的機率明顯較高。這項研究追蹤五十幾萬中國大陸居民食用乳製品及罹患癌症的關聯性，並和歐美人士比較，認爲攝入更多乳製品會增加類胰島素生長因子 IGF-I（Insulin-like Growth Factor-I），IGF-I 會促進細胞增殖，提高多種癌症的風險。牛奶中存在的雌激素和黃體素等女性荷爾蒙會增加罹患乳腺癌的風險，而乳製品中的飽和脂肪酸和反式脂肪酸會增加肝癌和淋巴癌的風險。研究更指出，大多數華人體內缺乏足夠的乳糖酶來適當分解乳糖，使得乳製品被分解成可能提高癌症風險的化學物質。像這樣的研究結果，絕大多數人大概都從未聽聞過。

再提幾個研究結果。美國的醫學研究認爲，牛奶和乳製品是美國人飲食中飽和脂肪的主要來源，爲美國人因飽和脂肪造成動脈阻塞的主要根源，同時也提高了罹患糖尿病、阿茲海默症、乳腺癌、卵巢癌、攝護腺癌的風險。英國醫學雜誌發表的一項分析則指出，乳製品對骨骼健康幾乎沒有什麼好處，大多數研究未能顯示乳製品攝入量與骨折機率之間存在任何關聯，乳製品並不能提高預防骨折的能力。另外，美國國家研究機構提出了一個更聳動的研究結果，認爲每天飲用四分之一至三分之一杯牛奶的女性，罹患乳腺癌的風險增加三〇%，每天一杯會使風險增加五〇%，每天喝兩到三杯則會使風險增加八〇%；而每天食用三份或以上乳製品的男性，因攝護腺癌死亡的風險比每天食用少於一份的男性高出一四一%。

一定有些人會指出，有醫學研究表示，每天喝牛奶可以補充營養，讓小孩子長得又高又壯，讓老人家返老還童。眞的是如此嗎？如果深入研讀相關報導，你會發現那些研究專注在牛奶有什麼對人體有用的營養，卻忽略上述的負面影響。當一件事有好有壞時，我們會去評估其中的利弊得失，但如果我們並不是一定得去做那件事，爲什麼要讓自己和孩子承擔風險呢？這個問題留給大家思考，我們把對牛奶的討論回歸中醫的角度。

不喝牛奶會缺鈣、長不高？

觀察大量臨床病例之後，我們很確定牛奶及乳製品會增加人體的「濕」，這個所謂的「濕」包括多餘的水分及應該代謝掉卻沒有代謝的物質；換句話說，長期食用牛奶或乳製品，會讓人體積留廢水及過多無法善用的物質，這些該丟到回收桶的東西在人體各處累積，導致各種問題，譬如臨床上常常看到，小孩子天天喝牛奶，鼻子過敏嚴重，皮膚也常常長疹子。還有一些天天喝牛奶的小孩，手腳肌肉變成米其林輪胎寶寶那樣，一節一節像蓮藕般過度肥胖。一些父母以為自己的孩子長得很壯，其實是肌肉束中存有過多水分，看起來肌肉粗大，實際上力氣不足，是一種病態。

中醫認為脾主濕、脾主肌肉、脾主四肢、脾統血，脾也管消化吸收。人體濕重不僅是廢水廢物搬不走，更會讓脾臟為了處理廢水而太過勞累，其他的任務也就被丟在一邊，無法好好處理。譬如，營養無法順利吸收，首當其衝的是肝血大幅下降；又譬如脾統血的功能不足，該回到靜脈血管的東西回不去，導致身上有莫名的瘀青、傷口不易癒合等等。另外，中醫所謂的脾臟包括西醫的胰臟，脾虛會直接影響到現代醫學中胰臟的功能，譬如大家熟悉的胰島素分泌，高血糖也就相應而來。

許多父母會擔心，不喝牛奶，缺鈣、長不高怎麼辦？這其實是杞人憂天，擔心的事情錯了。小孩子長得高不高，最大的因素在於**睡眠**，太晚上床睡覺、睡眠品質不良才是最大的殺手。缺鈣更是牛奶洗腦行銷造成的認知誤區。如果孩子沒有偏食，營養均衡，根本不需要擔心缺鈣；如果偏食，那喝不喝牛奶也不是問題的主軸，而且長期喝牛奶造成的脾濕，會讓消化吸收變差，營養更加匱乏。

與其擔心喝不喝牛奶，不如花時間確保孩子多做運動、少玩手機。如果眞的放不下心，非常擔心小孩缺鈣，那許多食物都比牛奶好，譬如華人傳統飲食中的小魚乾，鈣質是牛奶的十幾倍，又不用擔心牛奶的負面問題。

假如還是非常擔心孩子缺鈣，那可能有焦慮症的傾向，需要幫助的或許是爸爸媽媽，而不是小孩子。

第四章

營養補充劑的濫用

和牛奶的問題雷同，許多父母擔心小孩吃的食物不夠均衡，怕營養不良，因而給孩子服用各種維他命、鈣片、魚油等「營養補充劑」。許多西醫師也推薦病人服用維他命及其他營養補充劑，建議為了這個情況服用B群、為了那個情況服用鈣片等等。

在討論這個問題前，我先講個故事。多年前，我兒子還很小的時候，學校辦了一個幾天的露營活動，我自願參加，幫忙老師照護學生。一天早上起個大早，已經有老師幫家長們煮好了咖啡，有個家長拿著一杯咖啡，走過來和我閒聊。他是史丹佛大學知名的癌症專科醫師，和我聊著聊著就說，一天喝六杯咖啡，對身體健康有很大的幫助。我聽到後很驚訝，非常客氣地問他是依據什麼醫學研究得知這樣的說法，他認真地回答我：「報紙上看來的。」

各種維他命在人體中有重要的功能，當人體缺乏某些維他命時，身體的運作會受到影響，產生健康的隱憂。然而，食物中提供的維他命和補充劑是很不一樣的。**當身體檢查發現你缺乏某種維他命，你應該審視自己的飲食是否不夠均衡，並查詢什麼食物含有較多該種維他命，而不是買維他命補充劑來服用。**

已經有很多醫學研究表示，市面上賣的維他命補充劑，絕大多數都是沒有用的，不但浪費錢，還可能導致健康問題。譬如美國約翰霍普金斯大學的研究指出，服用維他命對身體根本沒有幫助，無法預防疾病或減緩慢性疾病惡化，甚至可能有害。約翰霍普金斯大學另一項研究則表明，服用鈣補品的人，動脈斑塊沉積比不服用的人嚴重許多，心臟病風險顯著提高。美國奧克蘭大學的研究認爲，絕大多數的人不需要補充維他命D，從陽光或飲食中攝取已足夠，過量的維他命D會讓鈣質堆積在腎臟，甚至引起腎結石。而美國最新的醫學研究則指出，食用深海魚，其中含有的Omega-3確實對視力有幫助，然而服用市面上賣的魚油、Omega-3補充劑等，不但沒有用處，反而對人體有害。

相同結論的醫學研究還有很多，大家不難在網上查詢到。而中醫從許多病人的各方面表現，望聞問切，早就知道長期服用鈣片及維他命等營養補充劑會導致身體出現更多問題，勸告病人不要迷信那些營養品，而是要從自然食物中攝取，這和最新醫學研究結果是相符合的。

大家一定會問，那爲什麼臨床西醫師卻不斷告訴病人要多服用鈣片及維他命等營養補充劑？這就回到上面說的那個眞實故事，史丹佛醫學院教授告訴我，他從報紙上看到一天六杯咖啡可以延年益壽。大部分的臨床西醫師在醫學院讀書時學到，缺乏什麼維他命會得什麼病，所以現在看診只看數據，病人檢驗報告說鈣不足就建議多服用鈣片、維他命D不足就多服用維他命D片，自己根本沒有深入研究那些營養品，更沒有意願或時間去追蹤最新的各種醫學研究。許多西醫師告訴病人的營養品相關「知識」，都是像那位史丹佛醫學院教授那樣，從報章雜誌上看來的，不但無法解決問題，反而傷害了病人。

一般社會大眾也被這種似是而非的事情牽著走，即使一直都有眞正做這方面研究的專家提出質疑及反對，一般人及臨床西醫師還是寧可相信，這樣的問題只要呑幾顆鈣片或維他命就可以解決。臨床治療是一切醫學的基礎，美國是鈣片呑最多的國家之一，卻也在骨質疏鬆症最嚴重的國家行列之中。這個簡單的道理，其實不需要約翰霍普金斯大學大費周章研究十年。

爸爸媽媽不要再給孩子服用維他命、鈣片或魚油了，**飲食均衡、好好睡覺、適**

度運動才是眞正有效的方法。長期給孩子服用營養補充劑，非但幫不了他們，反而有害。臨床看診時，小孩子眼診看到肝區有許多雜紋，代表肝已經受傷了，一問之下，往往發現不是經常服用抗生素，就是服用維他命多年。這樣的問題在中醫望聞問切下，其實是一目了然的。

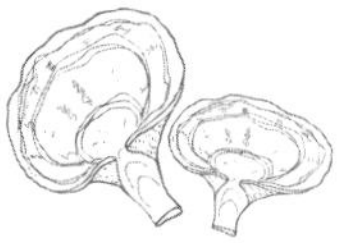

第五章

對益生菌的迷思

這一章來討論另一個誤區：益生菌。

小時候喜歡喝酸酸甜甜的養樂多，那應該是臺灣最早從日本引進的益生菌產品。不過那個時候大人都會說，不能常常喝養樂多，不然會搞壞腸胃，不准小孩子每天喝。現在呢？很多人天天、甚至餐餐喝優酪乳等益生菌產品，甚至連出生沒幾週的小寶寶都加餵優酪乳，或是添加益生菌粉劑到母乳裡，實在是本末倒置。

人類腸道裡至少有上百種不同的細菌，這些細菌和人類共生，許多可以幫助我們消化吸收，對人體有益。健康的人體會和各種各類的細菌維持平衡，不會讓它們過多或過少，保持在一個適當的數量區間。現代人不注意生活飲食，刷手機不睡覺，導致消化不良時，偶爾服用益生菌確實有些幫助，但許多人誤解爲益生菌多多益善，每天吃含有益生菌的食品，覺得可以調和腸胃、增進健康，甚至不少腸胃科西醫對病人的腹痛不知所措時，就建議服用益生菌，讓許多人以爲這是維持腸胃健康的不二法門。

然而，最新醫學研究卻發現，益生菌會導致小腸中細菌量大增，使得血液裡的D乳酸含量飆高，對人腦細胞產生毒性，造成所謂的「腦霧現象」，以致認知與時間感受到干擾、短期記憶變差、注意力無法集中等等，而過多的細菌量也會導致嚴重脹氣。另外，市面上賣的益生菌產品並不是提高腸胃道內所有種類細菌的數量，而長期增加某些種類的細菌，會破壞正常的生態平衡，讓其他未知的有益細菌無法正常成長。

種種昨是今非的醫學研究結論

現在很多醫學研究都和益生菌一樣，昨是今非。以前認爲澱粉類食物得少吃，以免造成高血糖及肥胖，最近哈佛大學的研究卻認爲，如果澱粉類食物少於進食總量的五〇%，反而可能會短命。以前認爲椰子油對人體有益，現在卻認爲椰子油會導致心血管問題，是最糟糕的食用油之一。以前認爲吃高膽固醇的食物會導致心血管問題，現在卻認爲和高膽固醇食物無關，而是糖類食物造成的。以前認爲是造福人群的各種偉大西藥，現在卻發現副作用帶來的壞處遠遠大過壓制病情的好處，藥廠不斷爲集體訴訟付出巨額賠償。

爲什麼會這樣？問題在於人體是很複雜的系統，在如此複雜的系統裡尋找「關聯性」，遠比全面探討「因果性」容易太多了。這使得絕大多數的研究在發現什麼關聯性時，就急著發表成果到醫學期刊，而閱讀及引用研究結論的人，也有意無意地把發現的「關聯性」當成「因果性」，期待可以很快地從這個研究延伸下去，或者製作什麼西藥或產品出來賺錢。

當觀察到每次B現象出現前都會先出現A現象，我們是不是可以直接推論說「A導致B」？當然不能，因爲A和B可能都是另一個C現象導致的結果。然而，許多醫學研究及西藥研發爲了不讓B現象出現，就直接大剌剌地想辦法抑制A現象，自得其樂地以爲可以防止B現象。即使眞的肯定是「A導致B」，那就應該抑制A來避免B出現嗎？也沒那麼單純。大多數病理問題都是「多途徑」，即使壓制了A，B也可能被另一個D現象觸發；另外，在複雜的人體裡，抑制A可能導致更多更嚴重的E問題、F問題等等。像這樣見樹不見林的研究，導致了昨是今非的大問題。

另一方面，我們換個角度來看事情。爲什麼有那麼多人堅持天天吃益生菌？這就像很多人，甚至很多醫生大力推廣吃這個東西、按那個部位，就可以治百病、長命百歲等現象一樣，都以為可以利用很簡單的方法來解決千百種健康問題，好像方法越簡單就越偉大，如同找到基督教的聖杯般到處宣揚。很抱歉，人體像這個世界一樣，非常複雜，沒有任何一個簡單的辦法可以讓人高枕無憂，不然人類就不會有那麼多不同形式的嚴重疾病，這個世界也不會有那麼多的衝突、戰亂、饑荒、歧視等等。

或許有些人會說經典哲學認為「大道至簡」，所以，醫學及其他種類的問題都可以找到非常簡單卻偉大的方法來解決。這其實是對經典哲學的誤解及亂用。「大道至簡」是一個哲理，一個指導原則，而非執行上的方法及細節。譬如，去請教一位非常成功的企業經營者如何管理公司，這位偉大的企業家告訴我們「誠信」兩個字。這個「誠信」是個哲理，也是這位企業家教導我們的做人做事最高原則，然而，如果一個企業沒有良好的商品或服務、人事制度、財務管理、行銷策略等等，就算每個高層主管都非常誠信，這個企業也撐不了多久。再譬如，人類認知的宇宙裡，每件事情在物理學上都可以用「能量的傳遞及形式轉換」來解釋，這個「大道」夠簡單了吧？但是只靠「能量的傳遞及形式轉換」這個最高指導原則，沒有各種細節的學問，我們是不可能有手機可用，也不可能把人類送上月球。

所以，聽到任何一個吃這個、做那個的簡單方法可以治療百病時，聽聽就好。無論講得多麼天花亂墜、多麼吸引人，都要知道：任何一個吃這個、做那個的簡單方法，或許在某些特定情況及特定病人身上有些幫助，但沒有任何一個吃這個、做那個的簡單方法可以治療百病。即使是在某個簡單健康問題上的幫助，也不是每一個人都適用。良好的生活習慣、均衡的飲食、適當的運動、平和的心情，才是我們應該去注意、去做的事。

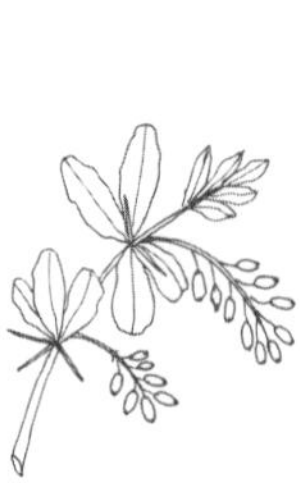

第六章

疫苗帶來的兩難

新冠疫情爆發一年左右，美國的輝瑞藥廠公布其研發的新冠疫苗臨床試驗有效率達到九〇％，世界各國好像看到對抗疫情的曙光，全球股市大漲，似乎認爲這代表人類科技再次戰勝了可怕的病毒！然而，疫苗的醫療及社會問題很複雜，一直是個非常有爭議性的話題，支持與反對疫苗的陣營都不斷有新的證據、研究、數字來支持自己的立場。爭論越多，分歧越深，似乎永遠不會有水落石出的一天。

許多讀者來函問我「要不要打疫苗」，那就藉著本書「養兒育女」的主題，來討論一下疫苗這件事。

疫苗背後的問題

在人類歷史上，有些疫苗確實幫了很大的忙，讓嚴重的傳染病受到控制，人們不再被那些傳染病威脅。很快地，人類食髓知味，認定疫苗是對抗疾病的根本方法，越來越依賴疫苗，法律規定施打的疫苗種類越來越多。西藥研發公司也為了增加收入來源，不斷尋找及推展各種新的疫苗。這樣的發展，導致了許多問題。

拿病毒疫苗來做例子。雖然病毒只是一小段基因核酸，本來應該沒什麼智慧可言，結果卻表現出強大的「集體智慧」，為了集體的生存繁衍，儼然會在「攻擊性」及「傳染性」之間找到最適當的平衡點。無論是「隨機突變」還是「適者生存」，如果病毒的攻擊性太弱，還來不及讓病人傳染給其他人，就被人體免疫系統殺死，病毒的「進化」會自動增加下一代病毒的攻擊性；而如果病毒的攻擊性太強，還來不及讓病人傳染給其他人，就把病人殺死了，病毒的「進化」則會自動減低下一代病毒的攻擊性。因此，科學家認為普通感冒病毒是最成功的，它們讓世界上最多人得病，卻沒有因為攻擊性過強導致過多寄主死亡，反而降低了病毒本身的「整體數量」。

過度依賴疫苗改變了這個天然的平衡，迫使病毒加快進化，大幅增加其攻擊性。

而病毒永遠走在人類前面，疫苗開發無法趕上病毒進化的速度。譬如，之前禽流感、豬流感等疫苗暫時抵擋住病毒的攻勢，但不出幾年，各種嚴重病毒感染照樣爆發，就連每年的季節性流感也越來越凶猛。依據美國疾病管制與預防中心的統計，多年來，流感疫苗的有效率不到二〇％，每年全世界死於流感的人數往往高達幾十萬；換句話說，疫苗或許幫助了這一代人，卻可能爲下一代人帶來更大的災難。

另一方面，疫苗的副作用不一定會在短時間內呈現。在疫苗開發審核期間，往往無法充分了解背後隱藏的問題，譬如日本早期的流感肺炎疫苗，很多年後被證實會導致不孕。畢竟現在的生物化學對人類及病毒基因的了解還十分有限，修改一段病毒基因核酸來減弱病毒成爲疫苗，即使有效，也不代表我們能確定這種新的基因核酸不會改變人體其他的狀態。我們無法事先知道我們不知道的事。至於爲了對抗重大傳染病而緊急開發的疫苗，沒有經過四、五年的測試就直接上市，除了效果不一定如大家的期望，大多數也都導致了許多副作用，造成更大的問題。譬如二〇〇九年H1N1豬流感大流行，各國急急忙忙推出第一批疫苗，好像得救了，卻出現許多副作用，讓醫學專家事後諸葛地認定過於匆促推出疫苗是很大的錯誤。

如何評估要不要打疫苗？

但反過來說，不打疫苗會有什麼問題？從整體社會的層面來討論，回答這個問題的關鍵在於有沒有「有效治療該疾病的方法」，以及那個治療方法是否符合社會成本。如果有價格合理、普及度足夠又有效果的治療方式，那麼這個疾病的疫苗也就沒有太大的意義；假如沒有良好的治療方式，或者治療方式過於昂貴，或非常不普及，沒幾個醫學專家能夠處理，那麼即使這個疾病的疫苗有許多副作用，可能也得深思熟慮，權衡打疫苗及不打疫苗的危險程度及其機率，在兩條都不完美的路徑中選擇一條。

許多人問我「小孩子要不要打各種疫苗」「老人家要不要打流感疫苗」，這是從家庭及個人層面來討論疫苗。不是考慮什麼治療方式的社會成本、普及度等，而是得捫心自問，自己或家人能不能大幅提升身體健康來減少患病機率？以及，如果真的患病，有沒有辦法找到能治療的醫學專家？譬如，若你可以找到能有效治療新冠肺炎的中醫師，就沒有必要冒很高的風險去施打匆匆忙忙推出、缺乏多年測試的新冠疫苗。

如果礙於家人壓力或現實情況，非得打疫苗，那怎麼辦？最好先找位中醫師看診，確認自己或家人的身體狀況良好，再去打疫苗。打完疫苗後得清肝、通利水道等，減少副作用發生的機率；如果出現什麼副作用，趕緊找中醫師治療。

至於疫苗衍生的許多社會問題，譬如政府透過法律強迫所有人施打疫苗、利益團體自私的盤算、疫苗成分不良及造假等等，這裡就不討論了。總之，疫苗被世界各國政府當成解決許多疾病的「聖杯」，很多醫學及其他方面的專家卻早已指出疫苗思維下的許多問題。如果能夠大力發揚經典中醫智慧，疫苗造成的絕大多數矛盾與衝突，大概都可以迎刃而解。

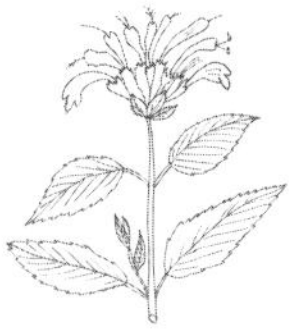

第七章

與醫生的互動和合作

還記得前面提到的「資訊不對等」嗎？這一章，我們來多討論一下。

多年前，我在柏克萊念MBA時，一位柏克萊的教授得到諾貝爾經濟學獎，得獎的研究是關於資訊不對等下的商業行爲。這位諾貝爾經濟學獎得主以二手車買賣爲例：絕大多數情況下，賣二手車的人比買車的人更清楚那輛車的狀況及合理價格，即使買車的人很懂汽車，花很多時間檢查那輛車，也無法知道該車在不同季節，或者連續開個一、兩百公里，會有哪些意外狀況冒出來。因此，即使買車的人要到了一個比原本預估更便宜的價錢，還是會嘀咕，心想有沒有可能買貴了、被騙了。

找醫生前，先做功課；選定後，就交付信任

這種資訊不對等的互動，在很多職業中出現，病人找醫生看診是其中一個非常明顯的例子。對大多數人而言，西醫至少可以拿出一些檢測數據或醫學影像，告訴你什麼指標過高或過低、影像上哪裡有個腫塊等等，找中醫看診根本就像霧裡看花，總是氣虛、血虛、腎虛、肝鬱等幾個名詞繞來繞去。想要相信那個中醫師嘛，又不知道那些虛無縹緲的東西，該怎麼相信呢？不相信嘛，換一個中醫師，還是一樣虛無縹緲。

如同資訊不對等理論中討論的，在單一交易中，缺乏資訊的那一方，注定「贏」不了資訊充足的對方。然而，這句話的重點在「單一交易」。如果能把對方以前很多次交易的資訊結合起來，雖然還是無法在我們自己的交易中超過對方，至少可以了解對方的專業能力和誠信度，以及在交易中可能提供的附加價值。

換句話說，找醫生看診前，病人及家屬應該先做好功課，深入了解這個醫生的評價及病人反饋；決定找他看診後，則應該相信他會盡力爲病人及家屬著想，好好和醫生合作，而不是疑神疑鬼、猜東猜西。因爲依照資訊不對等理論，如果醫生有意欺騙你，你是很難逃跑的，所以如果你不相信一個醫生，一開始就不應該去找他看診。

延伸來討論一個許多中醫師會遇到的情況。有些病人生病很多年，一直服用西藥，只能暫時壓住症狀，沒辦法眞的解決病因，也導致了許多副作用。但是，病人卻認爲這是沒有辦法的事，因爲那些西藥及西醫的治療方法已經是「科學的最前端」，沒有更好的解決辦法了。而這樣的病人硬被親朋好友勸說來看中醫時，卻有完全不一樣的想法。他們不但要馬上看到療效，而且認爲服用中藥時，身體一定要感覺舒舒服服的，不能有些什麼不舒服的反應。爲什麼？因爲中藥既然是天然的花花草草，不是化學合成物，那就應該像上餐館吃飯一樣。「自己身體的感受最正確」，如果有什麼不好的感覺，一定是中醫師開的藥方錯了，不然就是中藥根本是在胡說八道。

很可惜，這樣的想法是錯誤的。每個病人，即使是癌症末期，只要不是馬上就守不住的病情，都一定處在一個「局部平衡點」，醫療的目的就是希望主動把病人從一個差的局部平衡點，拉到一個比較好的局部平衡點，或者被動地想辦法守住原來局部平衡點的邊界條件，讓病人暫時維持在原來的局部平衡點，不要往下掉到更差的地方。而當藥物或其他治療方式設法把病人從原來的局部平衡點拉出來往好的方向走時，一定會遭受阻力，如果沒有任何阻力，原來那個地方就不可能是局部平衡點，人體也就不可能停留在那個狀態不動，這是物理學最基本的道理。而既然有阻力，治療期間就不見得會舒舒服服，更不是「自己身體的感受最正確」。譬如，在中醫的治療方法裡，我們可能會刻意讓病人上吐下瀉，這時病人的身體也就不可能是舒舒服服的。

換句話說，治病是一個過程，每個負責任的醫生都是希望盡可能讓病人從差的狀態轉變到好的狀態。在這個過程中，起起伏伏是很自然的，病人感覺好的變化，不一定就是好；病人感覺壞的變化，不一定就是壞。重點在於相信醫生的專業及善意。如果有疑問，多和醫生溝通，了解每個治療步驟的用意。

其實，人生許多事情也有類似的情況。很多時候，我們會抱怨事情不順利，譬如高高興興出門旅遊，卻遇到塞車或飛機誤點，非常惱火，覺得怎麼這麼倒楣，也怪罪其他人這個不對、那個不對。可是我們沒想過，塞車是因爲下雨路滑導致前面行車緩慢，慶幸的是，你的車子因此必須慢速前進，而不會在高速行駛中打滑摔下山崖；飛機誤點是因爲起飛前發現機器問題，得趕緊修好，慶幸的是，不是起飛後才造成飛機失控而墜落。

所以，找中醫師看診前，應該做足功課，充分了解醫生的背景、信譽、專長、病人反饋等等。一旦決定找某個中醫師看診，就應該相信他的專業素養，多跟他溝通，有什麼疑惑及擔心，直接和醫生討論，不要在背後瞎猜，自己隨意改變治療方式。這就好像運動員找了專業教練來指導，卻又對教練的訓練方式有很多疑慮，自己把訓練方式改來改去，到頭來練出亂七八糟的動作，比賽成績比以前還差。

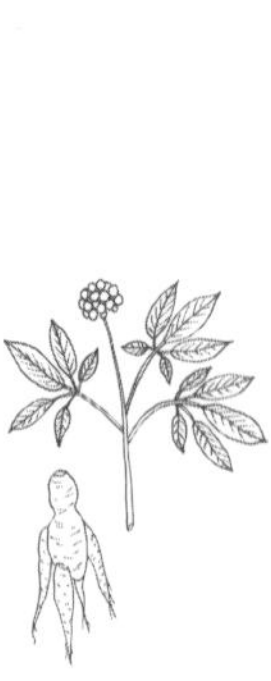

第八章

科學的盲點

這一章想提一個題外話。

在比較中醫和西醫時，一定會跳出來的就是「科學或不科學」。然而，許多人沒有辦法清晰地回答「什麼是科學」；更重要的是，絕大部分的人並不理解，目前所謂的科學，其實在邏輯思維上有缺陷。這一章就花點時間來討論這個題目，如此做父母的自己會比較清楚，也比較容易解釋給孩子聽。

首先，什麼是「科學」？大部分的人會想到有系統的學說和理論。如果要舉例說明，不少人會以牛頓、愛因斯坦等人來解釋何謂科學。人們心中的「科學」，多半環繞在物理學，譬如牛頓的古典力學和愛因斯坦的相對論等以數學爲工具的理論，然後往外推展至化學、生物學等，再往外延伸到應用科學，譬如經濟學。

這所謂「科學」的中心，可以說是物理學的精神，也就是「有系統地觀察，提出假說以解釋現象，再借此假說預測和改變未來的現象」。如果這個假說禁得起長時間的考驗而不出錯，就變成了定律，新的假說就可以用此定律爲基礎，再來解釋其他現象，如此不斷地往上架構，而能解釋及改變各種現象。

定律通常非常簡單。牛頓的力學三大定律再簡單不過，三百年來卻讓科學家解釋了非常多的現象，也造就科學的快速進步。馬克斯威爾四個簡短的數學式子，造就了整個電磁學，也是今天我們能有無線通訊的根本原因。愛因斯坦的「$E=MC^2$」更是絕佳的例子，短短一個式子可以製造出原子彈，在幾秒內摧毀上百萬人的大城市。

簡單整理一下。所謂的「科學」，泛指那些依照上述「觀察、假說、預測、證實」的思維推展出來的學科。這樣的思維有個正式名稱，叫作「邏輯實證論」，是目前科學界的共識，被廣泛使用，也造就了很多科學上的突破。

然而，建立在邏輯實證論的科學，有其根本的盲點。早在一九六〇年代，就有很多科學家、哲學家、方法學家都認知到問題所在，並有許多國際大型討論試圖解決。很可惜，經過那麼多年的討論及反省，目前還是沒有找到好的答案，只能在原有的盲點內打轉。

建立在邏輯實證論的科學有哪些基本的問題？最常被大家討論的有幾項。

（一）「證實」與「證偽」的差異：在邏輯上，我們無法從觀察來正面推論一項理論的正確性，只能從反面來否定該理論。譬如，若有個理論認為天鵝都是白色的，我們觀察一百隻、一千隻、一萬隻天鵝，也發現都是白色的，但即使如此，也不能肯定哪一天會不會有隻黑天鵝冒出來；反過來說，如果假設天鵝都是白色的，卻發現了一隻黑天鵝，那我們就很容易知道原先的假設是錯的。大量的觀察讓我們以為理論正確的可能性增加，但那也只是偏見。譬如，我們在一個地區看到所有的天鵝都是白色的，換到遙遠的另一個地區，才發現那裡的天鵝都是黑色的，而且那裡的天鵝數量遠遠大過原地區的天鵝數量，那麼我們原本的觀察就只是個誤解，而非實證。

（二）受到理論影響的觀察：所有的觀察，無論是一開始的觀察，還是之後用來證實理論的觀察，都受到我們原本的概念、理論、期待影響，並非真的客觀。我們往往會尋找及看到自己想要看見的東西。譬如，上個世紀初期，科學家認為電子是一種粒子，因此觀察電子的方式幾乎都是基於對帶電粒子的偵測，而由這些觀察所推導的電子相關理論也就建立在粒子行為上面，也以偵測粒子的方式來驗證推導的理論。這當然是自圓其說，直到後來發現電子有波動現象，科學家才驚醒，了解到以前的觀察是非常局限及片面的。然而，我們怎麼知道電子除了粒子及波動現象外，沒有第三種、第四種行爲表現，導致我們目前對電子的理解依然還是自圓其說？這樣的盲點在各種學科裡層出不窮，舉不勝舉，人們總是可以找到證據來證實自己的觀點。

（三）循環式邏輯：科學界對一件事物的定義，往往是隨著理論的改變而改變，而非對應一個獨立的實體。當舊理論被發現不符合新的觀察時，我們不僅改變理論，對原本事物的定義也隨之改變，如此新的理論才能自圓其說。這樣的運作，其實是一種「循環式邏輯」。怎麼理解循環式邏輯？譬如我們說「大家應該遵守法律，因爲不遵守法律是違法的」，這句話看起來有道理，其實完全沒有解釋爲什麼要遵守法律。我們本來定義電子爲一種帶電的粒子，當觀察到奇特的波動現象後，我們重新定義電子爲一種具有粒子及波動雙重特性的東西，如此才能建立一個新的電子理論來解釋我們觀察到的現象，而新的理論也才能配合電子的新定義。然而，在這樣的循環式邏輯下，我們還是不知道電子到底是什麼，下一次看到無法解釋的現象時，又要再改變電子的定義。

（四）偏頗的篩選：觀察到的現象不符合主流理論時，我們的觀察往往被鄙視，成為雜音，自動被過濾掉。甚至我們自己在長期洗腦下，也會自動把看到的差別歸咎於各種觀察上的誤差。科學界的霸凌絕對不少於校園內的霸凌，我們看得到的資料，往往是經過主流選擇的「證據」。

無可置疑，一百年來科學大幅進步，把人類文明推向前所未見的高峰。然而，如果過度相信邏輯實證論，無視現代科學隱藏的盲點，那很可能將是人類最終衰敗的主要原因。

下次如果有人說中醫不科學，你可以問他什麼是科學，中醫哪裡不符合「觀察、假說、預測、證實」的科學核心思維？你更可以告訴他，所謂科學的「邏輯實證論」到底有什麼潛在的問題，讓我們不能盲目地相信目前科學的所有理論。

第四部

養兒育女的眞諦

第一章

養兒育女的目的爲何？

許多讀者及病人和我分享他們教養下一代的心路歷程及問題，我們也從各種角度討論許多相關題材。在眾多討論中，最常跳出來的問題是「爲什麼要有小孩」。

是的，如果不生小孩，人生輕鬆很多，可以把時間和金錢留給自己，也省掉許多年的擔心及煩惱。養兒防老在現代社會早就不適用了，教養小孩的花費累積起來，遠遠超過支付養老年金的費用。當你年邁走不動時，兒女可能遠在世界的另一端，偶爾視訊一下，就已經是最大的欣慰了，畢竟他的人生伴侶及小孩才是他生活的重心，而這也是生命延續的主軸。做父母的早已如告老還鄉的開國功臣，在孩子的生活中變得越來越有名無實。

那麼，爲何要生小孩、養小孩？每個人或許有不同的理由，也或許沒什麼特殊理由，只是順著大多數人的人生軌跡，求學、上班、結婚、生子一路走下來。然而，當我們不斷地深入探索，撥開層層關聯，會發現，**養兒育女真正的意義是「讓自己更深入體會人生的真諦」**。

爲什麼這麼說？這就得先回答一個更深奧的問題：人生的眞諦是什麼？

很多人從小到大不斷思索人生的意義爲何。即使無法確定爲什麼會來到這個世界，但既然來了，那我們的人生到底應該尋求什麼？這不是一個簡單的問題，然而，從各種古老文化、哲學思想、宗教，甚至現代科學來尋找共同點，不難發現人生的眞諦至少包括並環繞著「智慧」與「慈悲」兩件事，或者可以說，人生是尋求智慧與慈悲的一個過程。

「智慧」指的是對這個世界的眞實理解。無論是佛教解釋的虛幻空有和人的貪嗔痴、基督教講的上帝創造世界及人的原罪、現代科學尋求的理論和實驗證明、哲學探討的人類善良助他和貪婪自私，或是做人做事的道理及賺錢養生的方法等等，雖然各種路線的方向很不一樣，但都是人類爲了探索這個世界背後隱藏的眞實道理而產生的思想與行爲。人們窮其一生，經由面對各種不同人事物的經驗來體會及理解這個世界，洞悉其背後道理的智慧，是人生最核心的指引。

「慈悲」這兩個字借用自佛教的詞句，中文翻譯有其歷史因緣，英文則譯爲

compassion。不過，中英文的翻譯都不是很到位。「慈悲」和「compassion」給人的感覺是針對比自己不幸、比自己遭遇差的人的一種同情心、同理心及關懷，似乎隱藏了上對下、幸運者對不幸運者的意味。比較好的翻譯爲「無條件的愛」（unconditional love），意思是對所有形式的生命及其生存的環境都保有無條件的愛。無論是貧窮不幸或富裕幸福的人、有權勢或失落潦倒的人、熟識的親朋好友或千里之外的陌生人、喜歡或不喜歡的人、對我們有回報或沒有回報的人，我們都抱持「一切同爲一體」（all is one）的心態，給予基本的尊重及關懷。不過基於大家的習慣，這裡還是使用「慈悲」兩個字來代表其中的含義。

了解人生的眞諦在於尋求智慧與慈悲後，我們就不難理解，在養兒育女的過程裡，我們會有更多機會——無論是自願或被迫——去體會人生的智慧與慈悲。雖然孩子不一定算是父母的老師，父母會經歷一個生命從微小脆弱到完整自主的整個過程，由自己成長的主觀角度轉變爲旁觀孩子成長的客觀角度，一步一步往前走，父母自己的學習遠大於孩子成長的學習。換句話說，生小孩並不是爲了傳宗接代、延續人類的生命，畢竟這個世界沒有人類還是會繼續運轉；養小孩更不是爲了增加自己擁有的東西及快樂，畢竟父母不斷地付出後，終究得學會放手，讓孩子獨立尋求他們的人生。

當然，不生小孩不代表無法深入探索人生的眞諦，人生有很多不同的機緣可以尋求智慧與慈悲。然而，養兒育女就好像參加了不可退出的長期課程，不管你高興還是不高興、精神飽滿還是筋疲力盡，每天都得上課，也常常有意想不到、讓人焦頭爛額的事情跳出來激發你的毅力。

總而言之，養兒育女不要老想著自己這麼辛苦養育孩子，孩子爲什麼不知道感激與回報，因爲生養小孩本來就不是爲了孩子的感激與回報。當一個生命從老天手中轉到你手上，教養這個生命就是你的責任，最大的回報是豐富了你的生命，強化了你的人生探索。如果孩子感激你的教養，成爲你一輩子最親近的人，那是錦上添花，或許代表你做對了什麼事；假如孩子與你越走越遠，也不要太難過，回頭好好思索人生該尋求的智慧與慈悲，下一次做好一點吧……如果還有意願和機緣再從老天手中接來一個生命的話。

第二章

養兒育女的基本原則

爲了列出幾項重要的養兒育女基本原則，我回顧接觸過的許許多多家庭個案，比較正反兩面的親子互動模式。同時，我也請教了很多父母及孩子兩代都幸福快樂的人士，詢問父母的教育方式、孩子成長的心得等等。雖然每個家庭有不同的背景、工作、信仰、教育程度，還是有幾項原則在這些討論中不斷重複出現，在此也跟大家分享。

首先，父母應該把孩子當成正在成長的好朋友，而不是自己的附屬品。

孩子是獨立的個體，一個完整的生命，不是父母擁有的商品，更不是父母用來延伸自我生命、期待及目標的工具。

對於好朋友，我們知道要尊重，不應該強迫他們接受我們的信仰、人生觀、價值觀。我們會和朋友交換意見，傾聽他們的想法，討論彼此觀點的異同。對於自己的小孩，更應該保持同樣的態度，畢竟孩子可以、也應該是父母這輩子最要好的朋友。

當然，孩子的人生經驗有限，在追求知識的道路上也剛剛起步，一定有很多不成熟的想法，甚至有些做事方式會傷害到自己。父母不用急著強迫他們做這做那、改這改那，而是應該像個忘年好友，仔細聽聽孩子的想法及欲望，提供資訊給他們參考，輔助他們思考。

以宗教信仰爲例，許多父母自己是佛教徒或基督教徒，孩子一生下來，就灌輸他們佛教或基督教的教義就是世界的眞理。這無可厚非，畢竟身爲虔誠的教徒，當然會認定自己信仰的宗教是唯一正確的。然而，無論你多麼希望孩子也成爲佛教徒或基督教徒，做父母的不應該強制灌輸教義，而應該告訴孩子，這個世界有不同的宗教，彼此之間有同有異，也有很多人認爲宗教都只是哲學，不是眞理，而爸爸媽媽因爲個人的人生經歷，相信某某宗教是正確的、適合的等等。父母可以提供不同的資料，讓孩子自己去摸索、去認識。

或許信仰非常虔誠的父母會擔心，如果讓孩子自己選擇，他可能就不會成爲佛教徒或基督教徒。然而，這其實反映了父母對自己宗教的信心不足。如果你眞心相信你的信仰是眞理，那麼孩子在認識不同的宗教後，自然會走向眞理。假如孩子沒有選擇和你一樣的宗教信仰，或許他認識得還不夠透澈，或許他認爲其中有些迷惑疑問，這其實是追求眞理必經的路程，也是人生意義的一部分。父母不應該把自己的人生觀強加在孩子身上，應該和孩子有更多的雙向交流，聽聽孩子的想法，很多時候反而是父母受到孩子啓發，去思考自己不曾思考過的問題。

第二，身教遠大於言教。

許多社會心理學的研究表示，從小受到父母言語或行爲暴力虐待的小孩子，長大後會很痛恨家庭暴力。然而，他們有了小孩以後，自己常常也成爲施虐的父母，因爲他們的潛意識中已經充滿了那種行爲模式。

家庭暴力是比較偏激的例子，但父母其他所有的行爲也都會對孩子造成長遠的影響。這點很多人都知道，但眞的在生活中好好實踐的人並不多。譬如在餐廳裡，爸爸媽媽對服務人員不耐煩、不禮貌，對餐點刻薄地評論，那麼，無論平時怎麼告訴孩子做人要厚道，孩子的潛意識裡只會留下父母如何對待他人的點點滴滴。下一章會討論一些眞實案例，讓大家有更多感受。

第三，培養孩子獨立思考的能力。

年輕這一代的平均教育程度比上幾代人高，可惜許多研究指出，這一代年輕人的思考及判斷能力卻有弱智化的傾向。爲什麼會如此？有兩個主要原因，一個比較明顯，人人皆知；另一個較不明顯，許多父母還在犯同一個錯誤。

比較明顯的原因，是現代年輕人整天掛在社群媒體上，不看長篇書籍來深入一個問題，只從懶人包、短影片來了解事情。很多年輕人無法長時間專注一件事，所以連短影片都得分上下部分，上半螢幕講一件事，下半螢幕找個人搖頭晃腦來穿插上半螢幕的內容，這樣才能吸引年輕人的注意力。這是很可悲的現象，一個人的專業知識程度再高，如果沒有深入探索過許多事情，是無法有獨立思考能力的，他的專業知識充其量只是個工具。所謂的「知識分子」「社會菁英」並不是指那些學位高的人，而是能獨立思考、深入主題、運用知識來解決社會問題的人。

另一個原因，是許多父母過度認眞，把孩子的時間安排得太過緊湊，數學、英文、樂器、空手道……課程一個接一個，一分一秒都不浪費。有些父母甚至連孩子怎麼玩、怎麼放鬆，都有一定的規矩，樂高積木要這樣玩，湯瑪士小火車要那樣玩，放鬆要聽這個音樂，睡覺前要那樣伸展呼吸。

舊金山灣區有一家法國人開辦的雙語學校，三十多年前為法英雙語，二十年前增加了中英雙語，兩種不同雙語學程的學生有許多共同的課程及活動，不同背景的學生家長也有不少交流。對比之下，我們發現中英雙語的學生，數學平均成績比法英雙語的學生好一些些，然而在藝術創作方面，中英雙語學生的平均水準，遠遠落後於法英雙語的學生。

這樣的差異哪兒來的？無論是法英或中英雙語的學生，絕大部分都是在美國出生長大的，因此不能說那些法英雙語學生在充滿藝術的歐洲環境中長大，受到較多的藝術薰陶。學校校長是法國的教育家，在一次和家長溝通的會議裡，他特別提到，孩子每天都應該有至少半小時的「無聊時間」。因為無聊，孩子才會想辦法自己找尋娛樂，或者發呆做白日夢等。即使看起來是在浪費時間，長期下來，孩子的想像力和創造力會大幅成長，進而加強了獨立思考的能力。

法英雙語學生的家長大多是法國人，往往給孩子遠超過半小時的「無聊時間」。而中英雙語學生的家長，一半是華人，一半是美國白人，華人家長沒有幾個遵守校長的建議，就連白人家長都受到華人家長的影響，不少人比華人家長更認眞替孩子安排各種活動，從早忙到晚。這種教育方法上的差別，不需要多久，就觀察得出來對孩子的不同影響。

第四，帶孩子去看世界及各種不同的場合。

「男孩窮養，女孩富養」，這句諺語是錯誤的。如果「窮、富」指的是物質，「男孩窮養」反而會讓男孩汲汲營營於事業和賺錢，過度幻想物質生活可以帶來的滿足及快樂；「女孩富養」反而會讓女孩誤以爲別人就應該提供她們各種美好的事物，失去她們自身存在的眞實意義。有些人試圖解釋這句話，說「窮、富」不是指物質條件的不同，而是男孩得磨練心志，女孩得增加文化教養。然而，與其如此強行解釋，不如直接承認這句話並不適合現代社會。

現在的社會，男孩女孩的教養不再有太大的差異。這裡提到的第四個原則，是期許父母帶孩子去看看大山大水，讓孩子從小就知道這個世界有多大，人的心胸就該有多大。許多研究指出，在狹小擁擠城市裡長大的孩子，比起遊玩在大山大水中的孩子，或許較爲機靈，但對人生往往比較迷惘，格局氣度也常常局限在工作賺錢。

另外，父母也應該帶孩子去各種不同的場合。以在外用餐爲例，爸爸媽媽要引導孩子了解人生是探索這個世界的旅程，讓孩子能開開心心吃路邊攤，也能愉悅放鬆地享受高級餐館。路邊攤和高級餐館是不一樣的經驗，但能不能享受其中的樂趣，卻是由人的心境來決定。如果孩子沒有吃路邊攤的經驗，不僅無法知道吃路邊攤的感受，心裡或許還會存在偏見或恐懼，不了解路邊攤老闆的辛勞，更無法判斷食物衛生與否等等。而如果孩子沒有到高級餐館用過餐，無法學習用餐禮儀，就會過度幻想高級餐館有多高尚，哪天被人請到這樣的餐館用餐，可能會過度緊張，也可能誤以爲是多麼大的事，而爲人所誘惑利用。在外用餐只是一個淺顯易懂的例子，同樣的道理可以應用在人生的各個方面。

閱讀受大山大水啓發的文學作品，不如自己走過大山大水。一張沒有見過五顏六色的白紙，反而容易在眴煥的色彩中迷失，不如見過紅橙黃綠藍靛紫卻還能維持自我色彩的心平氣和。趁孩子還小時，給他們機會擴大視野、提高格局，激發他們探索生命的企圖心，對孩子的一生有莫大的幫助。

總結本章討論的幾個要點，在養兒育女的過程中，父母應該把孩子視爲成長中的好朋友，以自己善良正確的行爲來引導他們，培養孩子獨立思考的能力，並帶他們多看看這個世界，擴大孩子的視野，提升他們的人生格局。

第三章

父母的態度及行爲對孩子的影響

上一章說到身教遠大於言教，這已經不是什麼新的重點，大多數父母都很清楚。這裡來談談幾個臨床看到的例子，讓做爸爸媽媽的了解一下，父母的正確態度及行爲，對孩子的一生有多麼重要。

第一個要討論的病例很令人難過，是一個十五歲左右的男孩，個子很高大，但一眼看去就知道不對勁。男孩的媽媽一開始解釋，我的心就不斷往下沉。

這個孩子九歲以前住在中國，由祖父母照顧，一切都很正常，身體和課業學習都良好。九歲多被接到美國，留在父母身邊。親生爸爸脾氣暴躁，有暴力傾向，一天到晚罵太太及小孩，甚至會掐孩子的脖子及打後腦。事情鬧大了以後，被警察抓起來，法院判了刑，在牢裡關了一陣子，也被法院下了限制令，不准接近小孩。然而，在美國生活不易，孩子的媽媽沒有什麼朋友及親人幫忙，孩子的爸爸出獄後，還是一直纏著他們，硬是要住在一起。孩子媽媽說警察沒有用，因爲警察不能隨時保護他們；孩子爸爸則要脅說如果報警，就大家同歸於盡。

這個媽媽因爲長期遭受家暴，心裡很害怕，失去正確處理事情的能力，所以孩子在家裡一直處於恐懼之中。然而，小孩在學校也沒有比較好，因爲九歲多才來美國，英文不好，被同學欺負嘲笑，中間嚴重到必須回中國住一陣子。可是，回到中國還是被同學欺負嘲笑，甚至比在美國更嚴重，只好又來美國。直到來就診的一年前左右，媽媽實在受不了，才帶著他從亞利桑那州逃到加州，遠離他父親的暴力欺負。

小孩子在這個情況下過了幾年，結果神智出了大問題，有嚴重的迫害妄想症，一直覺得大腦被邪惡的魔鬼霸占，還有嚴重的自殺傾向，好幾次幾乎跳樓成功，也好幾次用頭去用力撞牆。他無法正常上課，被學區轉到特殊學校，後來連特殊學校也拒收，被逼著每天服用好幾種精神科藥物，開到最高劑量也沒改善，結果幾次被強迫去住精神病院，一次關幾個月，還用電療法刺激他！

這個孩子現在沒有上學，每天在家裡睡到下午三、四點才起床，起床後不吃不喝，呆坐在那裡，什麼也不說，什麼也不做，只盼著媽媽下班回家。到了半夜十二點，才會因爲太餓太渴而大吃大喝，吃喝完就去睡覺。

第二個病例是個上了大學不到一年就休學的年輕人。這個年輕人從小就和媽媽很親近，成績及言行舉止都很好，高中畢業後，申請到美國有名的一流大學。上了大學一陣子後，開始無法集中精神，喜歡躲在宿舍裡，成績當然就出問題。孩子、父母和學校三方溝通了幾次，決定先休學。回到家裡住以後，這個年輕人出現了奇怪的行爲，對媽媽非常不耐煩，似乎一聽到媽媽的聲音就無法平靜，有幾次還動手打了媽媽，還有一次在公眾場合踢了媽媽一腳。

我問這個年輕人，爲什麼他對媽媽那麼生氣，對爸爸及其他人卻很好？他說都是媽媽從小限制了他，什麼事都是媽媽安排的，他什麼好玩的都不能嘗試。媽媽在旁邊聽了急忙喊冤枉，說他想學吉他，她就幫他買了吉他；想踢足球，就讓他去學踢足球，是他自己做什麼都一下子就沒興趣了，自己不玩了。然而，這個媽媽以前來找我看診過一陣子，她的睡眠很差，心情及脾氣都不太好，當時肝血不足、血不歸肝的現象很嚴重，顯然媽媽的認知和兒子的感受有差別。

幫這個年輕人看診一陣子以後，他有了明顯的進步，決定到附近的社區大學修一些課，沒課的時候，喜歡待在健身房裡做重量訓練。我覺得他這樣的安排很好，讓他不脫離人群，也可以增強自信心及身體健康。可是，媽媽一直想著他什麼時候可以回到原來的大學復學，爲什麼每天要花那麼多時間在健身房，而不多做些「有意義的事」？這個年輕人本來已經平靜很多了，結果又在一個公眾場合動手打了媽媽一拳。最後他們決定讓他搬去和阿姨住，媽媽說她也不想管了，母子見面時相敬如賓就好。

第三個病例是一名快三十歲的女士，非常肥胖，水腫嚴重，被媽媽拖來就診，希望能把體重降下來，也會比較有精神。這個女病人沒有任何醫學背景，也不是學科學出身的，卻一副自己什麼都知道、中醫不科學的態度。我很耐心地解釋中醫如何看她身體的情況、爲什麼中醫可以幫助她，她還是一副自己最懂的樣子，以懷疑的眼光看著我。

我沒怎麼理會她的鄙視，轉過頭向她媽媽解釋爲什麼得用水藥、如何正確煮水藥等等。媽媽聽完後轉向她說：「妹妹啊，中藥很苦的，但是對你有好處。媽媽求你啦，求你一定要喝啦。」一副要跪下來求女兒的樣子。那時我馬上知道這個病人爲什麼不到三十歲就一身問題，也料到她一定不會吃中藥、不會來複診。果然，後來再也沒見到這個病人。

第四個病例是個十一歲的男孩，早熟，青春期提早到來。西醫檢查認爲他再兩年就會停止長高，而他現在也沒比其他同學高，父母很擔心他長大後會很矮，來找我看診是希望我開「轉骨方」給兒子，因爲他們聽說轉骨方可以增高。我告訴這對父母，他們兒子的問題不是單單「轉骨方」三個字就能解決，得檢查他到底哪裡有問題。是脾不好，吸收不好？肝血不好，睡不好？還是腎有問題，骨頭長不好？甚至是更複雜的原因。

爲男孩做檢查時，發現他瞳孔反應很差、腎陽不足，眼診肝區非常雜亂，甚至部分區域已經從原本的褐色轉爲青色。加上其他望聞問切的結果，我斷定他的肝有很大的問題，而肝不好，不斷求助於腎，導致腎陽持續外洩，使得身體提早發育，青春期提早很多年到來，也造成了腎陽嚴重不足。

我覺得很奇怪，十一歲的小孩怎麼會有這種情況？一問才知道，他從很小的時候就開始每天服用維他命，加上氟化物藥片保護牙齒，一日三餐又常常在外面吃。我解釋說，每天服用維他命會造成很多問題，美國內科學會及其他研究單位早就提出很多報告，認爲每天服用維他命不但沒有用，反而對身體有害。而氟化物會傷害到松果體，影響褪黑激素正常分泌，導致睡眠問題。另外，大量外食會讓孩子吃下很多加工食品及化學藥劑。綜合這幾點，我可以理解爲什麼這個小孩的肝會那麼不好。

結果，爸爸媽媽聽了我的解釋，反過來問我：「不是每個人都應該每天服用維他命嗎？」「臺灣不是連自來水裡都加氟嗎？」「大家都在外面吃飯，不也就是這樣過日子嗎？」擺明了就是「你開轉骨方給我們就好，其他的你在胡說八道些什麼，我兒子的肝哪裡有問題」。

既然他們是這樣的態度，願意把兒子的健康賭在自己的無知上，我再解釋也沒有意義。不過，一個好的醫生不會隨隨便便開個轉骨方打發病人，既然他們不要我開藥，我也不給什麼轉骨方，他們空著手離開診所。

第五個病例是個十八歲的大男孩，五、六年前念國中時開始出現幻覺，腦中不斷有奇怪的幻聽、幻影，「看到」「聽到」一個女同學喜歡他、糾纏他，其他同學排擠他、說他壞話等等。他逐漸沒有辦法專心學習，也無法與人相處，只好休學。在家養病，病情沒有好轉，反而出現更多奇奇怪怪的幻覺，卻又不是眼睛看到、耳朵聽到，反而像是做白日夢一般，腦子裡有許多感覺。就這樣什麼事情都不做，在家裡待了好幾年，中間服用過精神科藥物，也曾經被迫住院許久，沒有什麼改善。

男孩媽媽請我遠程看診，也希望我鼓勵他找回自己的人生。我仔細了解男孩的情況，其實，他大部分時間是清醒的、有行爲能力的，但他不願意做什麼事，更別說刻意幫助自己走出來。早上起床不想吃東西，媽媽從外面買五、六樣早餐讓他選，他吃兩口就不吃了，中餐則直接跳過，晚餐勉強吃一些。整天無所事事，一直看抖音、玩手機，父母不敢限制他使用手機的時間，因爲他會大發脾氣，鬧個沒完。叫他念書、做運動等等就更不用說了。雖然父母都在大學教書，對他卻一點辦法也沒有，比較像是管家、保母，聽從他的任性及脾氣。

幾次看診下來，我不斷告訴男孩及媽媽，醫生只能像教練一樣從旁幫忙，他們自己也得幫助自己。如果自己不一步一步改變，人生是不可能回轉的。

一開始，他們還挺合作，媽媽不再買五、六樣餐點，有什麼他就吃什麼。他的腸胃本來就沒什麼大問題，即使不想吃正餐，也能吃掉一半的分量。手機時間則減爲一半，其他時間出去走走，身體動一動。有幻覺就寫下來，他自己分辨得出來哪些是眞實世界，哪些是幻聽、幻想來的。另外也準時服用中藥，準時上床睡覺，多多少少幫忙做些家事，爲家人提供一些價值。

診療過程中，男孩開始有些起色，正餐可以多吃一些，也會看一些勵志書籍，下午出去散步，自己控制玩手機的時間，幻覺開始減少、變淡。然而，他和父母都無法堅持下去。他又開始鬧脾氣，媽媽又開始寵溺，擺明著他想要玩手機也只能讓他整天玩，然後又是準備五、六樣早餐，他也吃兩口就不吃了。

再次看診時，我生氣了，把話講明白。這樣下去男孩的未來會是如何？我直接告訴這對母子，他們不是富二代、官二代，沒有足夠的錢讓孩子一輩子這樣下去。爸爸媽媽遲早會老、會累倒，如果事情不改變，男孩未來只有一條路，就是被送去精神病療養院，父母是不可能照顧他一輩子的。而以他這樣的任性及脾氣，明的是被迫服用一堆精神科藥物，暗的是被療養院工作人員關起門來毒打；當父母過世了，或者再也沒錢負擔療養院的費用，他就會被趕出去，沒有哪個親戚朋友肯收留，只能流落街頭行乞過日。

男孩媽媽聽了我的話，深深知道確實會如此，轉過頭對他說：「兒子啊，你要聽醫生的話，不然以後……」然而，媽媽還是一副「求」他的樣子，無法放下寵溺孩子的心態。男孩聽了我的話，則是一臉沉重，似乎感受到了什麼，或許我的話會變成他幻覺的一部分，不斷提醒他得改變。如果自己不想改變、不去改變，找什麼名醫幫忙都是枉然，還不如把看醫生的錢省下來，以後可以多住幾天療養院。

看了這五個病例，我想大家會有些許感觸。有句話叫「以果決行」，如果你人在矽谷，知道往北走會到舊金山，往南走會到洛杉磯，那麼假如你想要去舊金山，除非有特殊原因非得繞個路，否則你當然會選擇往北走。很多時候，父母都明白這個道理，知道現在怎麼教導孩子，會影響孩子的生理及心理健康，以及塑造他們的行爲和人生觀，最終會決定孩子未來走上什麼樣的人生道路；然而在實際執行上，卻喜歡避重就輕，以僥倖心理換取一時的方便。無論是溺愛還是過於嚴苛，等孩子長大後，父母才回頭問爲什麼孩子會變成這樣。其實，做父母的十年前就應該知道孩子會有今天的樣子了。

第四章

爸爸和媽媽對孩子影響的差異

前一章，我們舉了幾個例子來凸顯父母對孩子一生的影響；這一章，我們來探討爸爸和媽媽對孩子的影響有何差異。

雖然現在的社會已經改變很多，男女分工不再依循舊有的模式，但整體大框架下，大部分爸爸和媽媽的行爲，還是有明顯的不同。

媽媽影響孩子的內心世界

先來討論媽媽對孩子的影響。一般而言，媽媽對孩子的內心世界，特別是**孩子的情緒穩定及安全感**，有很大的影響。這樣的影響並不在於媽媽如何教導小孩，而是**媽媽自己的情緒是否穩定**。

用一個非常明顯的例子來解釋。有個七、八歲的小病人，身體瘦小，行爲異常。他非常好動，無法專心和他人互動，也不遵守規矩，在診所等候室裡吵吵鬧鬧，穿著鞋子踩上診所的沙發，還對媽媽很不禮貌，出言不遜，說媽媽很笨等等。

這個小病人大多數時間是媽媽在教養，爸爸忙於工作，多半只是下班後陪孩子玩一玩。而媽媽情緒不穩定，說話時眼睛不看人，言語反覆。她有許多堅持，譬如一定要給孩子吃有機食物、特意買歐洲製造的昂貴營養補充劑給孩子等等，然而平時卻用軟糖作爲獎勵，孩子不聽話時，就以軟糖換取孩子聽話做事。我針對這一點與她溝通，她不以爲然，覺得這樣沒有什麼不對。

這個媽媽帶孩子來就診時，嚴重遲到，時間到了遲遲不出現。診所櫃檯人員打電話找人，她一副無所謂的樣子，毫無解釋，只說會晚點到，結果遲到一個半小時。到了診所，她並沒有眞的道歉，還希望把另一個沒有預約的孩子安插進來就診。櫃檯人員解釋得很清楚，無法臨時安插，結果這個媽媽在診間看到我，再度提出這樣的要求，把櫃檯人員的解釋丟在一旁。

幾天之後，這個媽媽打電話到診所質問爲什麼中藥粉劑不足，提前幾天就用光了。診所同仁理解情況後，告知她每次都多給孩子一些劑量了，她卻認爲診所本來就應該多給病人一些藥。這個媽媽非但不能理解自己的問題何在，還認爲診所無法免費給她更多中藥粉劑是不對的，直接取消未來的約診。

我們不是怪罪這個媽媽，她或許經歷過壓力龐大的日子，我們不做猜測或評論，只列出一些看得到的行爲表現，用來和小病人的情況做對比。

這個媽媽情緒的不穩定、和他人互動的模式，都會直接影響到孩子。媽媽缺乏對他人的尊重及做事的合理性，孩子不僅學到同樣的壞習慣，潛意識裡還會不尊重媽媽，隨口嫌媽媽笨。結果，媽媽的心態不但讓自己生活得不平靜、不快樂，也讓孩子的心理及行爲產生偏差。

當然，這個例子是顯而易見，其他許多例子則不是那麼明顯。孩子在成長過程中可能都很乖巧懂事，直到長大之後，工作及生活壓力逐漸超過負荷，內心的不安全感及不穩定性才跳了出來，造成許多原本想不到的問題。

爸爸是孩子面對外在世界的參考範本

接下來，我們來看看爸爸對孩子的影響。

在加州，常常看到一種情況：爸爸在亞洲工作賺錢，媽媽帶著孩子在美國生活，爸爸一年會來美國住幾個月，陪陪太太和孩子；或者，雖然爸爸也在美國當地上班，卻忙於工作，下班回家不是累到癱掉，就是只想上網刷影片打遊戲，和孩子隨隨便便聊個幾句，就不見人影了。

可能有人會猜想，這種家庭情況下長大的小孩，會有不良的舉止及習慣。其實不一定如此，很多媽媽非常認眞教導小孩，即使爸爸沒有參與，還是可以把孩子教導得品學兼優、一表人才。然而，和這樣的小孩交談幾句後，幾乎就能感受到一種特殊的言行舉止，很容易猜到爸爸在孩子的成長過程中常常缺席。爲什麼？

孩子到了七、八歲，開始探索大人的世界時，爸爸的影響力大幅增加，逐漸成爲孩子面對世界的一個參考範本。以大多數父母而言，爸爸和媽媽帶小孩參加各種活動的態度及管理方式，是非常不一樣的。譬如，同樣是去山上或海邊玩，爸爸經常帶著孩子爬這爬那，小孩子不敢爬，爸爸還拉著孩子爬上去；媽媽卻不一樣，非但自己不跟著爬，孩子若爬高一些，就急急忙忙喊著「小心，不要掉下來了」。這種態度及行爲的差異，會影響孩子探索外在世界的意願及膽識，以及未來在生活中做決定時的取捨。

另一方面，爸爸若經常不在身邊，孩子就無法及時得到爸爸的反饋。於是潛意識中往往想要成就什麼事情，來得到爸爸的認可，譬如數學滿分、考上好大學、找到知名企業的工作等等。

上述是兩種相反的心理壓力，一個是擔憂外在世界可能遇到的威脅與危險，另一個是渴望從外在世界得到自我價值的認可。這兩種力量的拉扯往往造成精神緊張，做事一下子猶豫不決，一下子又沒好好想清楚就急匆匆地跳進去。可想而知，這樣會爲孩子帶來多大的挫折感！

簡單地說，**爸爸陪孩子盡情玩樂、到戶外做各種冒險活動，對孩子的一生有很大的幫助**。

第五章

爲人父母的壓力

臨床醫療上，我幫助過很多家庭，常常是跨三代的一整個家族，從年邁的父母、支撐家庭的中年人，到他們的小孩。這些中年人，上有老、下有小，面臨很大的心理壓力。

許多病人告訴我，他們二、三十歲時頂著高學歷進入矽谷高科技界，意氣風發地開展事業，心想「給我十年，我一定能闖出個名堂」。十年、二十年過去了，翻開報紙，依舊是某某高科技公司上市或被高價收購的新聞，不同的是，那些成功的創業家竟然比自己小十歲，而自己還在上班下班，或是爲了一個創業夢盲目地忙碌，二十年的青春，就在工作與小孩身上磨掉了。回首一望，自己也未曾鬆懈怠惰，爲何當年的高學歷與二十年的努力不懈，換來的只是懷才不遇、壯志未酬？

前面討論產後憂鬱症時，解釋過中醫可以有效幫助憂鬱、焦慮等精神疾病，這裡就不重複了。在幫助這些中年病人時，我常常告訴他們換一個角度來想。假設你是像劉德華、梁朝偉一樣的影帝，或是張曼玉、張艾嘉一樣的影后，你會選擇什麼樣的劇本？會選擇扮演什麼樣的角色？大概沒有一個影帝影后會選擇一個從片頭開始就每天吃喝玩樂，沒經歷什麼大事，然後就終老下臺一鞠躬的角色。一個好的演員會選擇動人心弦的劇本、刻骨銘心的角色來演，就像電影《無間道》裡，劉德華和梁朝偉分別詮釋兩個主角，把他們內心的掙扎演得讓人流淚或叫罵，讓這兩位演員的演技發揮得淋漓盡致，造就了他們身為影帝的不朽傳奇。

每個人的人生就像一本劇本，是我們來到這個世界之前，自己選擇的劇本。或許你演的不是富商，而是為養家活口辛苦工作的父親；或許你演的不是貴婦，而是被工作與家庭撕裂的上班族媽媽。既然選擇了這樣的劇本，一定是這樣的故事打動了我們的心；選擇了這樣的角色，一定是這樣的角色可以發揮我們的演技，可以讓我們對演戲有更深一層的感受。或許你會說，同樣是演戲，你寧願選擇演富二代或少奶奶。眞的嗎？富二代或少奶奶就比較好演嗎？就算眞的比較好演，把人一生的時間放入靈魂不朽的時間裡，每一百年演的短短一齣戲，你會每次都演富二代或少奶奶嗎？你一身的好演技又如何能發揮出來呢？

演什麼，像什麼。既然選擇了「爲人父母」的角色，無論這個劇本是輕鬆，還是充滿挑戰，就演好自己的選擇。當我們能完全接受自己扮演的角色，心自然會沉靜下來，眼前的壓力不再是擋在路上的大石頭。這樣的心態轉變讓我們在教養小孩及處理事情上更加順手，而事情順利，我們的壓力就逐漸減少。這樣的良性循環就和中醫治病一樣，生理好一些，心理就會好一些；而心理好一點，生理就會再好一點。如此一步一步，人生再度回到快樂、有活力、充滿希望的狀態！

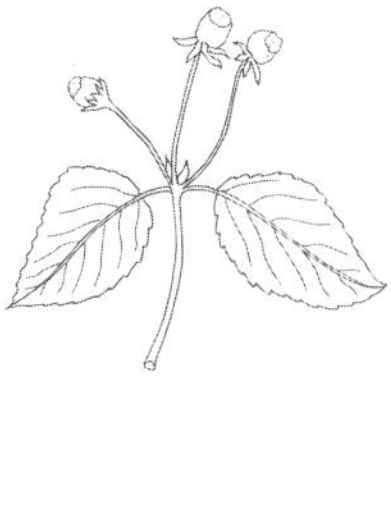

第六章

以文學與歷史培養孩子的內力

出版前一本書《當張仲景遇上史丹佛》時，方智出版社的編輯群及其他同仁非常幫忙，我們有許多討論，我也得到很多反饋。那時我們遇到一個難題，就是現在的讀者大多不太了解歷史，不知道「張仲景」是何許人也，甚至連「東漢」距今大約多少年也不清楚。另外，現在的讀者也習慣於淺顯白話的文字，稍微有些典故的修辭就搞不清楚了。舉個例子，暢銷書《當孔子遇上哈佛》的作者李克明董事長在推薦序文中用了「親炙」兩個字，「親炙」的意思是親自受到教導、親承教誨，譬如《孟子》用到「親炙」二字：「非聖人而能若是乎？而況於親炙之者乎？」《紅樓夢》裡也有：「久仰芳名，無由親炙。」然而，編輯認為一般讀者很難理解，得改成白話的敘述。

翻開現在的報章雜誌，常常看到錯別字，網路上的文章更不用說，往往文字粗淺、語法錯誤、邏輯顛倒，正確引用經典中的文句及歷史故事的更是少之又少。

或許有人會說，這有什麼關係？語言文字是用來溝通的，只要聽得懂，淺顯雜亂沒有什麼關係，更何況現在是科技時代，數學好、懂電腦就行，文學和歷史根本不重要！

這其實大錯特錯。文學與歷史是人類文明發展的基石，也是人腦運作的核心，用字遣詞直接影響到思維的深度及精準度，而人類的思考是建築在過去的經驗上，歷史是人類經驗的宏觀故事。文學和歷史兩者常常相輔相成，歷史造就了文學，文學則記載了過去及現在的故事。

給大家一個題目試一試。仔細觀察現在所處的環境，看看眼前的物件及顏色，聽聽耳裡接收的各種聲音，聞聞入鼻的氣味，更重要的是傾聽你內心對周遭這一切的感受。然後，用文字寫下來，告訴其他人你看到的、聽到的、聞到的，以及心裡感受到的思緒。當你對文學及歷史有一定程度的了解，你的敘述就不會只是「前面有張黑色的椅子」「外面傳來汽車的噪音」等等，而是會依循文學與歷史對你的潛移默化，思考四周那些景色、聲音、味道帶給你什麼樣的感受，然後精準地將感受轉化爲文字，讓人彷彿親臨現場。這個寫作的過程會再次提升你的思維能力，不僅局限在文學及歷史，對你在數學、科學等其他方面的頭腦運作發展也非常重要。

我記得小時候上中學時，得背誦很多文章，除了教科書裡所有的文章都得背誦，

《論語》《孟子》《詩經》等也得背，就連厚厚的《古文觀止》都背上大半本。那時每天都抱怨爲什麼要背誦那麼多「沒有用」的東西，然而，這麼多年過去了，我才了解到，那些文學與歷史才是一個人靈魂的根基、思考力的動能，在我跨越的不同領域裡都有莫大的幫助。其實在我認識的各行各業大師級人物中，沒有一位對文學、歷史、哲學等人文知識不深感興趣的，他們也都表示那些看起來「沒有用」的東西，是自身成就背後無形的推手。

回到「養兒育女」的話題，我想表達的是，做父母的不要太功利，急著要孩子學英文、補數學、上各種不同的才藝班，反而應該培養小孩子閱讀的習慣，多接觸古典文學及歷史。打個比方，無論學習哪門哪派的功夫，如果沒有足夠的內力，只會流爲表演，無法眞的自我防衛或比賽對打。而文學及歷史就像在培養孩子的內力，雖然十年下來也不一定看得出什麼大差別，當孩子進入專業領域後，這個內力才是決定他們能否從「工」「匠」昇華爲「師」「家」的主要關鍵（注：「奴、徒、工、匠、師、家、聖」為古人詮釋人生的七個層次）。

任何一個社會或教育系統，如果忽略了古典文學及歷史的教育，這個社會注定走向日本學者大前研一所說的「社會群體弱智化」！

第七章

讀書的方法

我應該算是很會讀書的，史丹佛、柏克萊，一個博士學位、三個碩士學位，跨理工商醫。許多家長及年輕學生問我如何有效地讀書，而在探討養兒育女時，這也是一個大家關注的主題。

讀書方法因人而異，但有兩點讓我個人受益匪淺，也是我建議家長幫孩子養成的習慣。

第一是專注，選定一本適合自己的書，從頭到尾、一字不漏地精讀。

我讀書很認眞，會翻閱好幾本同一主題的書，然後選定一本適合自己程度及學習方式的。一旦選定，我會從封面的第一個字，看到封底的最後一個字，就連作者如何感謝配偶、小孩的序和後記，我都會仔細看，一字不漏。在理解一頁文字之前，我會不斷思考，不管得花上一天還是一週，確定搞清楚了才會翻頁。這樣的學習方式，剛開始可能很慢，但速度會越來越快，也越來越能複製作者的思維方式，眞正理解作者隱藏在文字後面的智慧。

要做到這一點，不僅需要認眞專注，還和一個人的求知態度有關。很多人讀書時，讀不到半本就開始否定作者的觀點和解釋，好像自己比較厲害，剛學習一門新學問，就批評作者的說法有偏差等等。一本書還沒好好讀完，就丟到旁邊，再換另一本。

然而，既然是學習新的知識，自然得先把自己原本的知識及成見放在旁邊。如果不把心中的杯子清空，又如何能裝入新的水呢？這並不是說你原本的觀點不正確或沒有用，而是不要在學習新知識沒有達到一定程度時，以舊的知識去判斷新的知識，不然你爲什麼要學習這個新知識？存疑和否定是不一樣的，當新舊知識有衝突時，不要急著做判斷，把那些疑點擺在腦海中某個位置，以後需要解決眞實問題時，會有許多機會來嘗試及比較不同的觀點。**放空是學習的第一步**，如果你的態度是高高掛上自己原有的觀念，那你注定很難深入了解新的知識。

第二是使用兩本筆記，不放過各種靈感及雜念，之後再回頭來整理零散的想法及

資訊。

我從很早就開始使用兩本筆記，第一本用來記錄書上的句子、忽然冒出的靈感、各種觀點、需要處理的事項、想嘗試的活動等等，雜七雜八，想寫就寫，不做評斷。這本一定得是手寫手畫，而不是使用電腦或平板，這樣才能毫無限制地將心思意念轉成紀錄。

第二本用來整理及重新思考。每隔一段時間，我會回顧記錄在第一本筆記裡的各個零散片段，仔細思考，有條理地謄寫於第二本筆記中，好比把短期記憶轉化爲長期記憶。尤其是那些十年後仍然重要、値得傳承的資訊，會更加仔細整理，並和之前記錄的資訊連結，樹立思路成長的軌跡。

這本長期筆記等於是一本寫給自己的書，讓自己每隔一段時間回頭來閱讀，重新思考讀過的內容、有過的想法、心靈的感觸等等，眞眞實實地把外在資訊轉化成自己內在的資源。

記錄著閱讀，閱讀著紀錄。現代人最可惜的就是看懶人包、節錄型知識。片段的資訊無法爲學問建立牢固的根基，根基不穩，沒有完整的知識體系，任何外來的雜訊和變動，都可能成爲疑惑與焦慮的來源。

第八章

我與兒子的互動

其實，我自己也是新手父母，雖然已經當爸爸近二十年了，隨著成長，兒子的變化永遠是新的。在與他的互動中，彼此都學習成長很多。

或許因爲自己的個性，我這個做老爸的比較異類，常常比兒子還皮。除了一般的吃喝玩樂，從兒子很小的時候開始，我就帶他去做各種冒險活動，攀岩、洞穴探險、援繩速降、滑索、野外騎馬、泛舟等等。再大一點，到了玩槍玩刀的年齡，就帶他去靶場實彈射擊，或是使用眞的盾牌與武術練習劍和我對打。到了孩子開始挑戰權威的年齡，我帶著他及一群年紀相近的小朋友，拿著一大堆玩具槍玩各種不同的團體槍戰遊戲，讓他親自體會用吵的沒有用，他得從實際行動中贏得同伴及敵人的尊重。

雖然這也不代表什麼，但至少我確定兒子的童年是快樂的、正面的。而兒子的許多同學也認同他這個奇怪的老爸，不敢告訴自己父母的事，會願意和我談，讓我進入他們的內心世界，了解他們面對的成長問題。

當然，一路走來還是有許多掙扎。曾經有幾次很好的工作機會，但都得面臨無法親自陪伴兒子成長的問題，不是在國外，就是工作性質過於繁忙，最後還是決定陪伴孩子。這個選擇的背後，或許是受到我父親的影響。我小時候，父親是高中校長，我國中讀的是爸爸學校的附屬國中。那時，父親要我每天中午到校長室和他一起午餐。我常常看到他怎麼面對、解決問題，也總聽見別人說他厚道。那個時候，我就隱隱約約感覺到父親的陪伴對孩子成長的重要性，不一定是陪著學習或吃喝玩樂，而是一個父親陪在孩子身邊，做正確的事，讓孩子跌倒、慌張時有可學習的榜樣。

兒子高中畢業，即將前往大學就讀時，我們寫了一封簡短的信給他。依照美國的傳統，高中畢業就算是獨立的大人了。那時眼看著兒子即將離家踏上自己的人生旅程，心中有許多感慨，一方面對孩子充滿無限的祝福，另一方面也依依不捨地學習放手。

夜深人靜寫給兒子的短信，天下父母心，在此和已經做父母及期許當父母的讀者分享，也希望讓爲人子女的讀者感受一下父母的關懷。**父母子女的關係，不是責任義務的交換，而是一輩子的真誠感情及最親近的人生隊友。**

親愛的兒子：

恭喜你跨越人生重要的里程碑，即將進入一所優異的大學就讀。你已經長大成爲一個英俊又有能力的大人，準備好自己挑戰未來，並在朋友及人生夥伴的陪同下一起征服這個世界。

擁有你成爲我們的兒子，是我們的榮幸與無比的歡樂，我們享受養育你的每一分鐘。現在，你將踏上自己的人生旅程，當時機成熟時，也會建立你自己的家，我們將無法如己所願地那麼經常見到你。但是，我們始終熱忱歡迎你回到你的舊家，與我們分享你的經驗，並暫時躲避這個嚴厲世界的風風雨雨。有一天，我們會離開這個世界，當它發生時，不要難過，好好享受你的人生就是對我們最好的思念。即使到了另一個世界，我們也永遠愛你。

保持堅強，保持仁慈。請記住你來到這裡的目的，是爲了體驗這個世界的各種美好，並對生命表達感激。聽取你的理智，但跟隨你的眞心。親愛的兒子，我們永遠爲你感到驕傲。

愛你的媽媽和爸爸

Our dear son,

Congratulations on your milestone of heading to a great college. You have grown up to become a handsome and capable man ready to conquer the world by yourself and along with your friends and partners in life.

It is our privilege and great pleasure to have you as our son. We enjoyed every minute of raising you. Now that you are moving onto your own journey and will establish your own home when the time comes, we would not see you as often as we would love to. But you are always warmly welcome back to your original home to share your experience with us and take a break from the rainings and thunders in this tough world. Someday, we will leave this world. Don't be sad when it comes. Enjoying your life is the best way to reconnect with us. We will always love you even from another world.

Be strong and be kind. Remember that you are here to experience the wonders of this world and to express gratitude to life. Listen to your brain but follow your heart. We are always proud of you, our dear son.

Love,

Mom and Dad

兒子在我五十歲的生日卡片中溫馨地回覆如下。

From caving, play fighting with swords, nerf guns, etc., ziplining, climbing, shooting, to driving together, everything has been fun with you. I'm grateful to have an amazing father, and would not be who I am today without you.

（從洞穴探險、模擬劍戰、玩具槍戰等等，到滑索、攀岩、實彈射擊，再到一起開車，一切都因爲有你而變得有趣。我很感激能有一位非凡的父親，沒有你，今天的我不會是現在的模樣。）

〈後記〉

我的人生哲學

我橫跨了好幾個知識領域，也有許多不同領域的大師級前輩及朋友，常常和他們討論各種不同的題材，特別是那些跨領域的問題。也因此在臨床看診及私人時間裡，許多年輕人會問我很多非醫學的問題，有些和事業賺錢有關，有些和家庭婚姻有關，有些是天馬行空的政治經濟問題等等。

無論是大師級前輩、朋友，或是年輕的病人、讀者，他們常常對我提出一個相同的問題：我在跨越過許多領域後，認爲有什麼理念、思維或法則是各個不同領域都適用的？

這也是我多年來一直思索的問題：到底有什麼簡單的道理，可以橫跨自然現象、生物運作、人類行爲、商業競爭、宗教哲學等等？這個尋求答案的過程，逐漸形成了我的人生哲學。

這個題目看似偏離了「養兒育女」的內容，然而，年輕人面對人生之所以產生困惑，很大一部分是因爲缺少了人生的「船錨」及「基本價值觀」。或許我的分享可以幫助年輕人思考自己的人生哲學，也可以啓發爲人父母者靜下心來好好想一想，自己希望能幫助孩子建立什麼樣的人生哲學。

我的人生哲學，可以用簡短幾句話來陳述：「人生從來沒有眞正擁有什麼，一切都是上天借給我們來體驗這個世界的，而我們轉借給別人的越多，上天借給我們的也越多。這就如同自然定律中，能量藉由阻力最小的路徑傳遞，我們傳遞出去的好事越多，發生在我們身上的好事也越多。」

對能量傳遞有些了解的人，可能已經猜到這段話背後的意義。自然科學定律告訴我們，能量藉由阻力最小的路徑傳遞，即使小小的局部可以改變，但整體而言，這個定律主宰了整個自然科學。另一方面，整個人類認知的宇宙裡，所有事物都是某種形式的能量，大自然是能量，人們的身體和喜怒哀樂是能量，就連金錢的運作及積蓄也是能量，只不過能量的表現不一定是物理學認知的直接形式。而既然是各種直接或間接的能量形式，是不是也都遵守「最小阻力路徑」的定律？

我們很難直接測量各種事物對不同能量的阻力，但如果觀察能量的「輸入」與

「輸出」，可以得到許多推論。舉幾個粗淺的例子：一個人常常幫助別人，往往也會得到更多人的幫助，代表他對「幫助」的阻力很小；一個人常常對人發脾氣，別人也就經常對他生氣，代表他對「生氣」的阻力很小；一個企業提供越多價值給客戶，也會得到越多價值的回報，代表這個企業對「價值」的阻力很小。雖然這些例子非常粗淺、抽象，但仔細想想，會發現這個簡單的「最小阻力路徑」理念，其實眞的適用於各種不同領域，這裡就不一一討論了，哪天有足夠的時間及精力，再來寫本書深入探討。

再舉兩個例子。幾乎所有宗教都教導人們要寬恕別人，這不僅是要你做個好人，而是讓你降低對「寬恕」的阻力，因而得到更多人對你的寬恕；古今中外各種文化都有「己所不欲，勿施於人」這句話，這也不僅是要你別害人，而是提醒你「善有善報，惡有惡報」（What goes around comes around.），你對好壞事的阻力，都是你自己的行爲造成的。

換句話說，我們都是各種能量的傳遞物，沒有哪種形式的能量會永遠停留在我們身上。想要有什麼樣的人生，就得降低對那種人生的阻力，最好的方法就是提供價值給社會，幫助其他人得到那樣的人生。如果從這種角度來看待人生，做人做事的道理會變得清晰且容易許多，工作也會變得更有意義及快樂——也就是說，就算這個「最小阻力路徑」的理念是胡思亂想，也不失爲一個不錯的人生哲學！

謹用這段人生哲理的討論作爲本書的結尾，給正在及未來將「養兒育女」的父母參考。

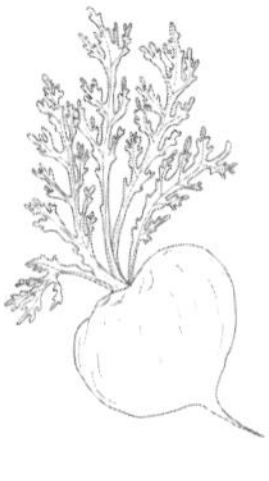

〈附錄〉

本書提到的藥方成分和穴位

＊本書提到的藥方成分

＊桂枝湯：被譽爲「天下第一方」，醫聖張仲景的《傷寒雜病論》中百分之六十以上的方劑都有桂枝湯的影子，成分爲桂枝、白芍、生薑、炙甘草、紅棗。成分加減及劑量，建議諮詢專業中醫師。

＊桂枝加葛根湯：葛根、桂枝、白芍、生薑、炙甘草、紅棗。

＊麻黃湯：麻黃、桂枝、炙甘草、杏仁。

＊葛根湯：葛根、麻黃、桂枝、白芍、生薑、炙甘草、紅棗。

＊小青龍湯：麻黃、桂枝、白芍、炙甘草、乾薑、細辛、半夏、五味子。

*小青龍湯加石膏：麻黃、桂枝、白芍、炙甘草、乾薑、細辛、半夏、五味子、石膏。

*大青龍湯：麻黃、桂枝、炙甘草、杏仁、生薑、紅棗、石膏。

*射干麻黃湯：射干、麻黃、款冬花、紫菀、半夏、生薑、紅棗、細辛、五味子。

*射干麻黃湯加石膏：射干、麻黃、款冬花、紫菀、半夏、生薑、紅棗、細辛、五味子、石膏。

*十棗湯：芫花、甘遂、大戟、紅棗。

*葶藶大棗瀉肺湯：葶藶子、紅棗。

*桔梗甘草湯：桔梗、甘草。

*三物小白散：桔梗、巴豆、貝母。

*白虎加人參湯：石膏、知母、炙甘草、粳米、人參。

*苓桂朮甘湯：茯苓、桂枝、白朮六克、炙甘草。

*附子理中湯：炮附子、人參、炮乾薑、炙甘草、白朮。

*吳茱萸湯：吳茱萸、人參、生薑、紅棗。

*酸棗仁湯：酸棗仁、川芎、甘草、知母、茯苓。

*當歸飲子：當歸、川芎、白芍、地黃、白蒺藜、防風、荊芥、何首烏、黃耆、甘草、生薑。

*四物湯：當歸、川芎、白芍、地黃。

*麻杏薏甘湯：麻黃、杏仁、薏仁、炙甘草。

*小建中湯：桂枝、白芍、炙甘草、生薑、紅棗、麥芽糖。

*理中湯：炒白朮、人參、炮乾薑、炙甘草。

*益氣聰明湯：黃耆、人參、葛根、蔓荊子、白芍、黃柏、升麻、炙甘草。

*生化湯：當歸、川芎、桃仁、炮薑、甘草。

*小柴胡湯：柴胡、黃芩、人參、半夏、生薑、甘草、紅棗。

*金匱腎氣丸：地黃、山藥、山茱萸、丹皮、茯苓、澤瀉、桂枝、炮附子。

*五苓散：桂枝、白朮、茯苓、豬苓、澤瀉。

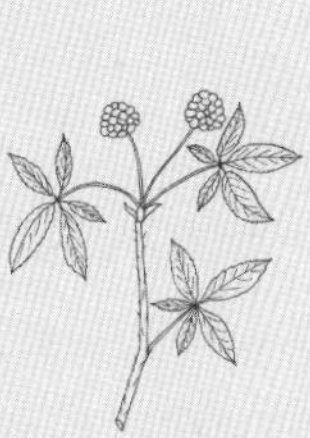

★本書提到的穴位

★內合谷：手掌虎口最內側，
第一和第二指掌骨交會處。

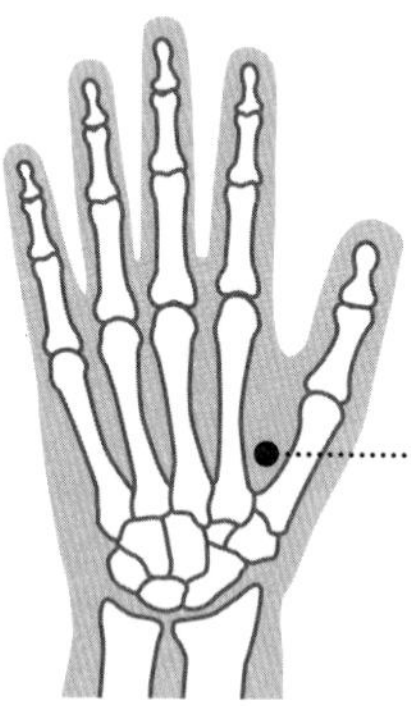

★中脘穴：任脈穴位，在肚臍上四寸。

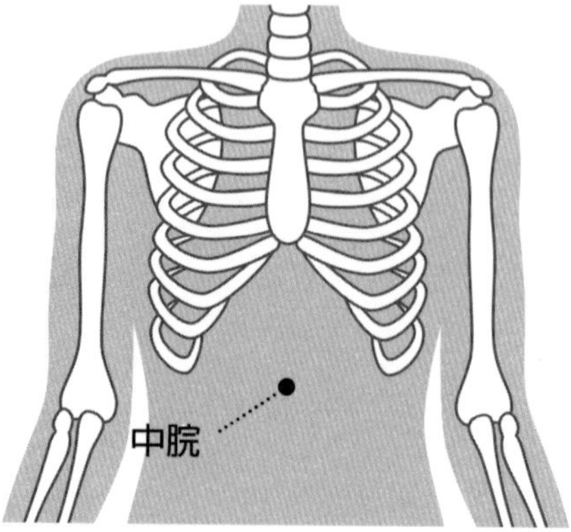

注：所謂的「寸」，並非「吋」（inch），而是中醫的「同身寸」，也就是病人中指第二節的長度。但即使是同身寸，也只是參考用，非絕對，譬如若病人肚子很大，自然不是用幾寸來量，而是採用分段比例。

★足臨泣：膽經穴位，在腳背上。

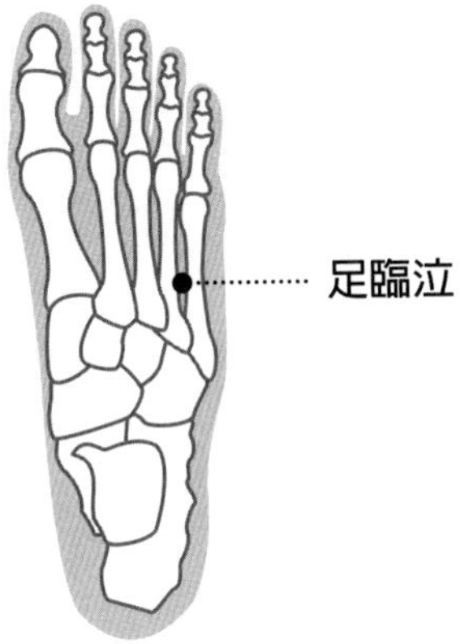

★外關：三焦經穴位，在手前臂背面。

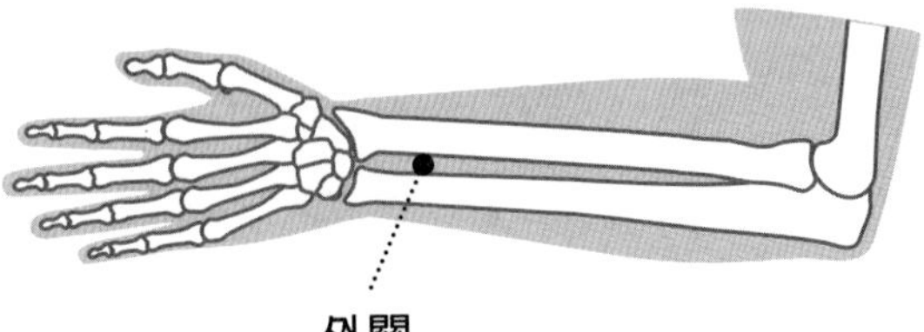

★太陽：經外奇穴位，在頭面部。

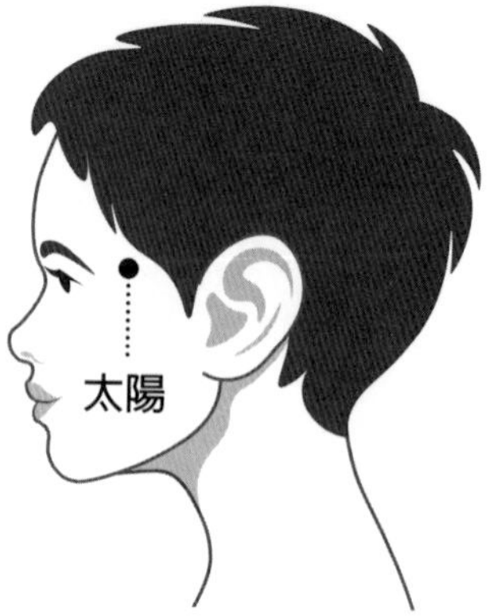

★率谷：膽經穴位，在耳上方。

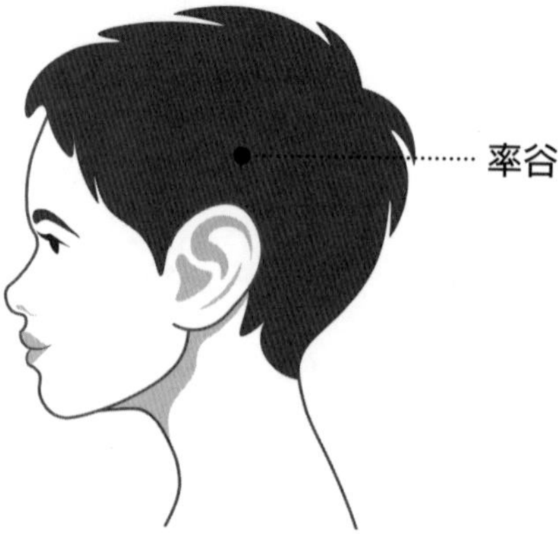

★睛明穴：膀胱經穴位，在眼眶內。

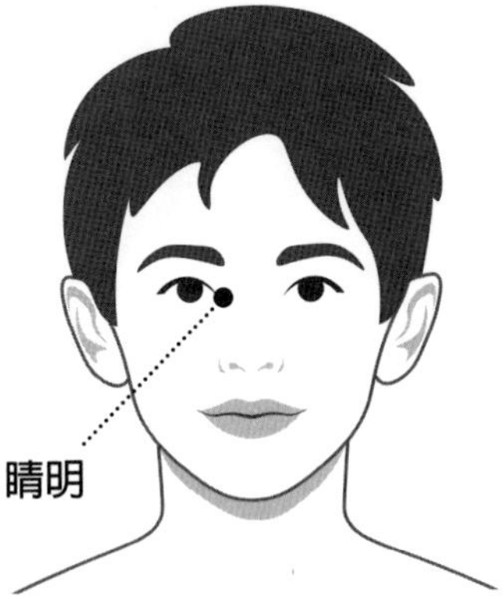

★攢竹：膀胱經穴位，在眉內角處。

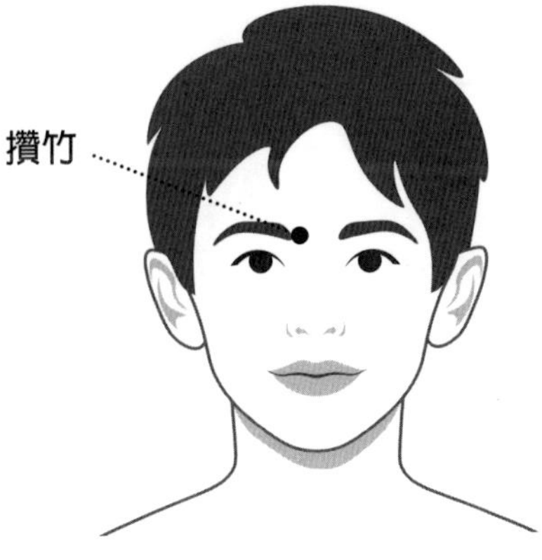

★絲竹空：三焦經穴位，在眉外角處。

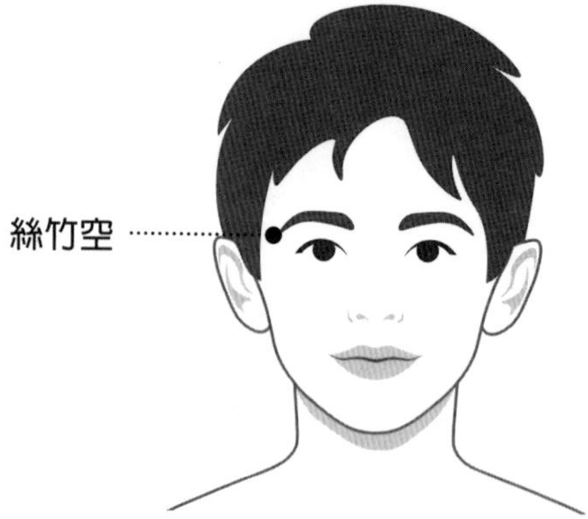

★陽白：膽經穴位，在眉毛中間上方。

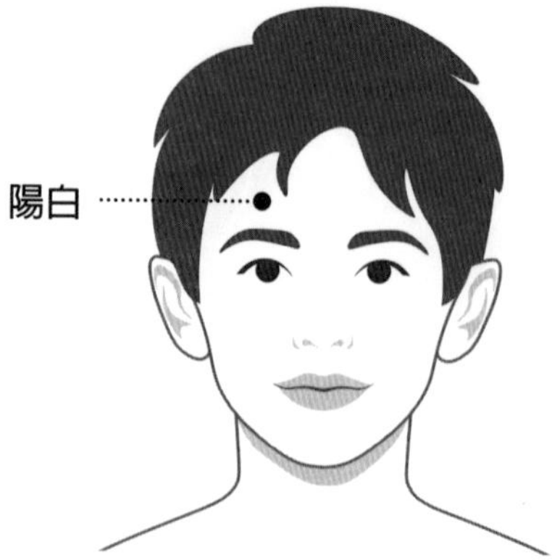

★魚腰：經外奇穴，在眉毛中間。

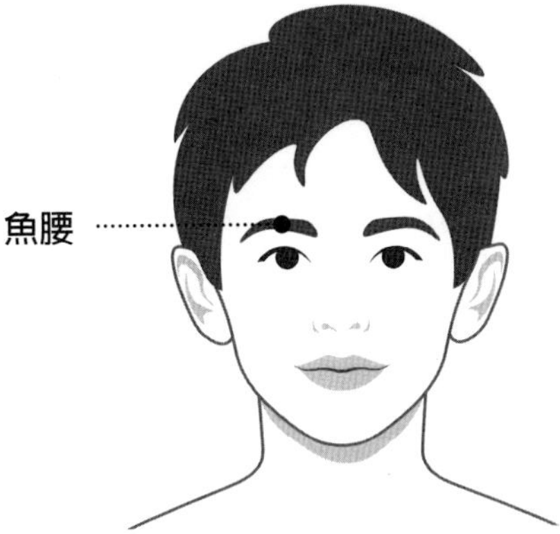

★光明：膽經穴位，在外腳踝上方。

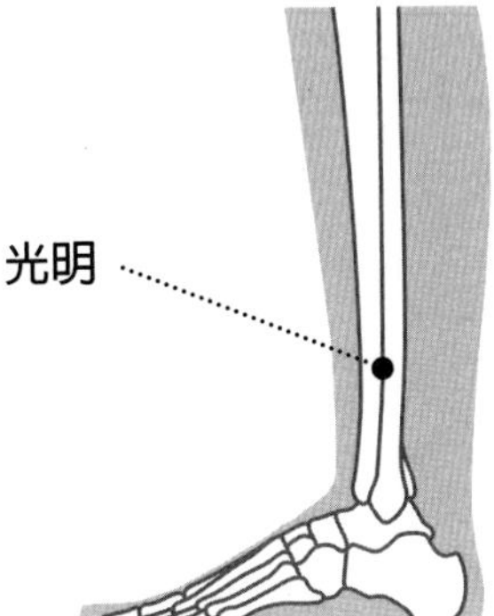

國家圖書館出版品預行編目資料

養兒育女必備中醫知識：經方名醫為父母釋疑，
讓孩子健康成長／李宗恩 著. -- 初版. -- 台北市：
方智出版社股份有限公司，2024.01
224面；14.8×20.8公分 --（方智好讀；165）
ISBN 978-986-175-776-6（平裝）

1.CST：中醫　2.CST：小兒科　3.CST：育兒

413.7　　112019803

Eurasian Publishing Group 圓神出版事業機構
方智出版社 Fine Press

www.booklife.com.tw　　reader@mail.eurasian.com.tw

方智好讀 165

養兒育女必備中醫知識：
經方名醫爲父母釋疑，讓孩子健康成長

作　　者／李宗恩
發 行 人／簡志忠
出 版 者／方智出版社股份有限公司
地　　址／台北市南京東路四段 50 號 6 樓之 1
電　　話／（02）2579-6600 · 2579-8800 · 2570-3939
傳　　真／（02）2579-0338 · 2577-3220 · 2570-3636
副 社 長／陳秋月
副總編輯／賴良珠
專案企畫／沈蕙婷
主　　編／黃淑雲
責任編輯／黃淑雲
校　　對／黃淑雲
美術編輯／金益健
行銷企畫／陳禹伶 · 蔡謹竹
印務統籌／劉鳳剛 · 高榮祥
監　　印／高榮祥
排　　版／杜易蓉
經 銷 商／叩應股份有限公司
郵撥帳號／ 18707239
法律顧問／圓神出版事業機構法律顧問　蕭雄淋律師
印　　刷／祥峰印刷廠
2024 年 1 月　初版
2024 年 5 月　3 刷

定價 330 元　　ISBN 978-986-175-776-6